MPR出版物链码使用说明

本书中,凡文字下方带有链码图标"========"的地方,均可通过"泛媒关联"的"扫一扫"功能,扫描链码,获得对应的多媒体内容。

您可以通过扫描下方的二维码,下载"泛媒关联"App。

KESHIHUA CHAOSHENG YINDAO ZHUSHE
GUIFANHUA CAOZUO ZHIYIN

可视化超声引导注射规范化操作指引

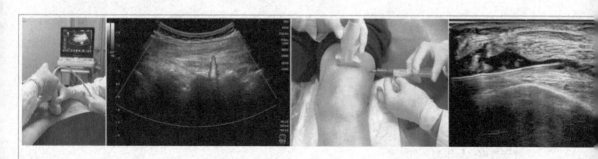

马 超　伍少玲　主编

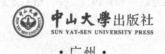

·广州·

版权所有　翻印必究

图书在版编目（CIP）数据

可视化超声引导注射规范化操作指引/马超，伍少玲主编. —广州：中山大学出版社，2019.11

ISBN 978-7-306-06720-3

Ⅰ.①可… Ⅱ.①马… ②伍… Ⅲ.①注射—技术操作规程 Ⅳ.①R452-65

中国版本图书馆 CIP 数据核字（2019）第 213274 号

KESHIHUA CHAOSHENG YINDAO ZHUSHE GUIFANHUA CAOZUO ZHIYIN

出 版 人：	王天琪
策划编辑：	徐　劲　邓子华
责任编辑：	邓子华
封面设计：	曾　斌
责任校对：	梁嘉璐
责任技编：	何雅涛
出版发行：	中山大学出版社
电　　话：	编辑部 020-84111996，84113349，84111997，84110779
	发行部 020-84111998，84111981，84111160
地　　址：	广州市新港西路 135 号
邮　　编：	510275　传　真：020-84036565
网　　址：	http://www.zsup.com.cn　E-mail：zdcbs@mail.sysu.edu.cn
印 刷 者：	广东虎彩云印刷有限公司
规　　格：	787mm×1092mm　1/16　6 印张　110 千字
版次印次：	2019 年 11 月第 1 版　2025 年 3 月第 2 次印刷
定　　价：	28.00 元

如发现本书因印装质量影响阅读，请与出版社发行部联系调换

本书编委会

主 编 马 超（中山大学孙逸仙纪念医院）
　　　　伍少玲（中山大学孙逸仙纪念医院）

编 委（按姓氏笔画顺序排列）
　　　　马 超（中山大学孙逸仙纪念医院）
　　　　伍少玲（中山大学孙逸仙纪念医院）
　　　　刘红梅（广东省第二人民医院）
　　　　李铁山（青岛大学附属医院）
　　　　杨海云（中山大学孙逸仙纪念医院）
　　　　张 杨（山东大学齐鲁医院）
　　　　陈 辉（同济大学附属上海市第四人民医院）
　　　　武百山（首都医科大学宣武医院）
　　　　欧海宁（广州医科大学附属第五医院）
　　　　姜 丽（中山大学附属第三医院）
　　　　栗 晓（中山大学孙逸仙纪念医院）
　　　　梁 英（山西白求恩医院山西医学科学院）

主 编 简 介

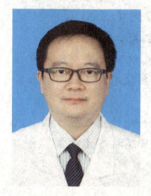

马　超　中山大学孙逸仙纪念医院康复医学科主任。主任医师，教授，博士研究生导师，香港理工大学与中山大学联合培养博士，纽约大学 Langone 医学中心访问学者。

社会任职：中国康复医学会疼痛康复专业委员会青年委员会主任委员、中国康复医学会疼痛康复专业委员会副主任委员、中国医师协会介入医师分会超声介入专业委员会疼痛介入学组常务委员、广东省医学会物理医学与康复学分会副主任委员、广东省康复医学会副会长、广东省神经科学学会可视化超声介入疼痛康复专业委员会主任委员、中华医学会物理医学会与康复学分会骨科康复学组副组长、广东省神经科学学会副理事长、广东省医师协会康复科医师分会常委，《中华物理医学与康复杂志》编委等。

专业方向：肌肉与骨关节病康复。擅长软组织疼痛及颈腰关节疼痛疾患和椎间盘突出症的诊断，以及超声引导下各种急慢性疼痛的注射技术。对针刀松解疗法和微创射频热凝技术、肉毒素注射技术治疗难治性睑肌和面肌痉挛、痉挛性斜颈和肢体痉挛、吞咽困难和脊髓损伤后尿潴留等有一定的学术造诣。

科研方面：主持国家自然科学基金项目3项，省级基金项目6项。获专利5项。以第一作者或通讯作者的身份发表 SCI 收录的论文 20 余篇。主编专著2本，参编教材 10 余本。

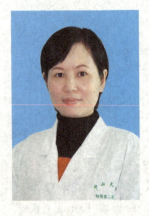

伍少玲 中山大学孙逸仙纪念医院康复医学科副主任。主任医师，博士研究生导师，博士。

社会任职：广东省神经科学学会可视化超声介入疼痛康复专业委员会副主任委员、广东省医师协会运动医学医师分会运动康复专业组副组长、广东省医学会物理医学与康复分会骨关节康复学组副组长、广东省医学会社区康复学分会常委、广东省康复医学会神经病理疼痛康复分会第一届常务理事。

临床专业方向：慢性疼痛临床诊疗与康复。

研究方向：神经病理性疼痛机制。擅长各种慢性疼痛临床诊疗与康复，超声引导下疼痛、肉毒毒素的注射技术和富血小板血浆疼痛注射治疗。

科研方面：主持国家自然科学基金项目2项，省级科研基金项目3项。以第一作者或通讯作者的身份发表论著10余篇，其中的9篇被SCI收录。主编专著1本，副主编专著1本。

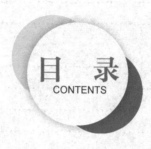

目 录
CONTENTS

第一章 概述 1
  一、超声仪的基本结构 1
  二、超声探头的选择 2
  三、不同组织的超声成像特点 3
  四、超声各向异性伪像的鉴别 4
  五、超声扫查技术 4
  六、平面内进针、平面外进针的技术特点 5
  七、如何使针道清楚显影 6
  八、在注射过程中的操作技术 7

第二章 颈部注射技术 12
  一、枕大神经阻滞 12
  二、颈丛神经阻滞（第三枕神经和颈神经后内侧支阻滞） 12
  三、颈神经根阻滞 15
  四、星状神经节注射 17
  五、环咽肌注射 19

第三章 上肢注射技术 22
  一、肩部注射技术 22
  二、肘部注射技术 26
  三、腕手部注射技术 27

第四章 胸部注射技术 32
  一、胸锁关节注射 32
  二、胸肋关节注射 33

三、肋间神经阻滞 ………………………………………… 33
　　四、胸椎椎旁阻滞 ………………………………………… 35

第五章　腰骶臀部注射技术 ………………………………… 38
　　一、腰神经根阻滞 ………………………………………… 38
　　二、腰脊神经后支阻滞 …………………………………… 40
　　三、腰椎小关节注射 ……………………………………… 41
　　四、腰大肌注射 …………………………………………… 42
　　五、骶管注射 ……………………………………………… 43
　　六、骶髂关节注射 ………………………………………… 44
　　七、梨状肌注射 …………………………………………… 45
　　八、腰交感神经阻滞技术 ………………………………… 46
　　九、奇神经节阻滞 ………………………………………… 47
　　十、尿道外括约肌注射 …………………………………… 48

第六章　下肢注射技术 ……………………………………… 52
　　一、髋部注射技术 ………………………………………… 52
　　二、膝部注射技术 ………………………………………… 54
　　三、踝足部注射技术 ……………………………………… 57

第七章　肢体痉挛肉毒毒素注射 …………………………… 63
　　一、上肢痉挛注射 ………………………………………… 63
　　二、下肢痉挛注射 ………………………………………… 73

第八章　超声引导下针刀松解技术 ………………………… 80
　　一、肌筋膜松解技术 ……………………………………… 80
　　二、狭窄性腱鞘炎松解技术 ……………………………… 81
　　三、腕管综合征松解技术 ………………………………… 82

第一章 概 述

一、超声仪的基本结构

1. 超声仪的组成

超声仪主要由探头、计算机信号处理器、图像存储器和显示器组成。探头的主要功能是通过陶瓷晶体的"负"和"正"压电效应以发射和接收超声波。计算机信号处理部分的主要功能是对接收到的模拟或数字信号进行信号放大、滤波等后处理。图像存储和显示部分的主要功能是将已经处理好的图像信息加以传输、存储并通过显示器加以显示。

2. 超声成像原理

超声波进入人体后,遇到人体组织不同的界面,产生反射、散射及多普勒信号等,形成回波。携带信息的回波被接收、放大和处理后,以不同的形式显示在显示器上,即为声像图(ultrasonography)。声像图属于断层图像。超声成像过程为:探头发射超声波→人体→反射、散射及多普勒信号等→探头接受声波→将回声信号转变为电信号→主机(信号处理)→显示器(图像显示)。

3. 彩色多普勒血流显像仪的作用

彩色多普勒血流显像包括二维灰阶切面显像(如B超)和彩色显像两部分。B型超声仪是使用最广泛的超声仪,是超声检查的基础图像。高质量的彩超要求有满意的二维灰阶切面图像和清晰的彩色血流显像。彩色多普勒血流显像主要对脏器、肿块及外周血管的分布、走向、多少、粗细、形态以及血流速度等多项参数加以显示,在注射药物时还可以显示药物扩散方向。

4. 超声仪的使用步骤

超声仪的使用步骤如下。

(1) 开机。按超声仪的电源开关即可开机。

(2) 选择探头。根据靶目标的深浅选择合适的探头。

(3) 输入患者资料。按患者信息输入键输入患者的一般信息。

(4) 选择超声模式。根据检查需要,选择二维灰阶模式、彩色血流显示模式、多普勒频谱模式等。利用彩色多普勒效应可以帮助鉴别血管及注射药物时药物扩散方向。

(5) 调节深度。根据靶目标的深浅调节深度，选择适宜的深度可更好地显示靶目标。适宜的深度是指将靶目标置于声图像的正中或使深度比靶目标深1 cm。

(6) 调节增益。调节近场、远场或总增益使靶目标显示清晰。超声在穿过组织时会发生衰减，调节增益补偿衰减，能使组织结构回声较均匀。

(7) 调节焦点。选择适宜的焦点数，并调节聚焦深度，使聚焦深度与靶目标深度一致。

(8) 存储图像。先按冻结键冻结所需图像，然后，在回放图像至最满意时再按储存键储存静态图像，也可实时储存动态图像。图像可存于超声工作站或超声仪主机内。

(9) 体标、测量和标记。按体标键选择合适的体标。按测量键测量图像内任意两点的距离。按箭头键图像内出现箭头，将箭头移动到靶目标处，也可以用文字进行标记。

临床科室在使用超声引导穿刺或注射时，对超声仪的要求：①图像清晰，特别是二维灰阶切面图像分辨率好；②操作简单，根据临床需要加载实用的新技术；③携带方便，易在床旁操作；④能实时储存静态图像和动态图像；⑤建议配备线阵高频探头和凸阵低频探头，有条件可以再配一把专用穿刺探头。

二、超声探头的选择

(1) 探头（probe）的作用。探头是超声仪的基本部件，探头中的关键部件是具有压电效应的晶片，它的作用是将电能和声能互相转换，是超声换能器。探头既是超声波的发出装置，也是超声波的接收装置。

(2) 探头的分类。根据探头内压电晶体的排列方式，探头可分为线阵探头、相控阵探头、凸阵探头等。根据探头发出的超声波频率，可分为低频探头与高频探头。高频探头频率高、波长短、分辨率高、穿透力差；低频探头频率低、波长长、分辨率低、穿透力好。

(3) 探头的选择。探头选择主要取决于频率：①靶目标较表浅，选择高频线阵探头，分辨率高，图像显示更清楚；②靶目标较深，选择低频凸阵探头，分辨率低，但可增加可视范围，有利于寻找靶目标。对于表浅的靶目标（深度小于4 cm），可选7～14 MHz的探头；对于深度在4～6 cm的靶目标，可用5～7 MHz的探头；对于深度大于6 cm的靶目标，可选3～5 MHz的探头。

三、不同组织的超声成像特点

1. 回声强弱的分级

根据声像图的灰度不同,回声强弱可分为:强回声、高回声、等回声、低回声、无回声。回声的高低、强弱一般以该组织器官正常回声为标准或将病变部位回声与周围正常组织器官回声强度进行比较来确定。

2. 不同组织的超声成像特点

掌握肌肉-骨骼系统各组织结构的正常声像图表现,是对该组织结构的准确定位及判断有无病变的重要基础。肌肉-骨骼系统各组织结构的正常声像图表现如下。

(1) 皮肤及皮下组织。皮肤的表皮与真皮在声像图上不易区分,呈带状高回声。皮下组织浅层为脂肪组织,呈低回声;深层为筋膜组织,呈带状高回声;脂肪组织内的疏松结缔组织呈线状高回声。

(2) 肌肉。肌肉由肌纤维组成。肌肉纵切面声像图表现为:肌束呈低回声,肌束膜与肌束平行,呈线状高回声,肌外膜、肌间隔呈较肌束膜厚的线状高回声。肌肉横断面声像图表现为:多为圆形或类圆形,肌束呈点状低回声,肌束膜、肌外膜和肌间隔表现为点或线状高回声,相互交错呈筛网状。

(3) 肌腱。肌腱起着连接肌肉与骨骼的作用。肌腱纵切面声像图表现为:回声高于肌肉,呈条索样,由多个相互平行的线状高回声构成,有腱鞘的肌腱在肌腱周围可见线状低回声。肌腱横断面表现为:圆形或扁平状,呈细小点状高回声结构。

(4) 韧带。韧带连于相邻两骨,主要存在于关节周围,有稳固关节的作用。韧带由致密纤维结缔组织构成。声像图表现为带状高回声,两端连于骨。

(5) 滑囊。滑囊是由结缔组织和滑膜形成的潜在封闭腔隙,多位于肌腱、韧带、肌肉与骨接触而又相互滑动处。滑囊在声像图上表现为:囊壁为线状高回声,囊腔呈线状低回声。

(6) 筋膜。筋膜分为浅筋膜和深筋膜,浅筋膜由疏松结缔组织构成,深筋膜由胶原纤维构成。声像图上表现为厚薄不等的线状或带状高回声。

(7) 神经。神经由聚集成束的神经纤维构成,外面由结缔组织包绕。声像图上正常神经回声高于肌肉,低于肌腱。纵切面呈长纤维状高回声与低回声相间;横断面呈椭圆形高回声,内有点状低回声呈筛网状结构。

(8) 关节。关节由骨端关节面、关节囊和关节腔组成。关节面表面为关节软骨。声像图上关节软骨表现为较薄、厚度一致、光滑连续的低回声结构;骨端骨皮质位于软骨深面,呈薄而光滑的线状强回声,后方有声影;滑膜不易显示；关节腔内液体呈无回声；关节内韧带呈均匀的带状低回声。

四、超声各向异性伪像的鉴别

（1）伪像（artifact）的概念。伪像是由超声波本身的物理特性（如方向性、反射与折射、穿透力等）、仪器性能和检查操作等多种因素造成的非人体本身的真实图像。

（2）对伪像认识不足的原因。超声的声像图是断层图像，但不是一个简单的解剖断面图像的重建，而是包含了声学、医学及电子学等基础知识。由于非影像专业临床医师没有经过系统的超声医学基础知识的学习，在实际应用超声过程中可能对伪像认识不足，从而造成误诊，特别是肌骨超声经常出现的各向异性伪像。

（3）各向异性（anistropy）的概念。各向异性是指由于声束不能同时保持与韧带、肌腱、肌肉等呈垂直方向，导致同一韧带、肌腱、肌肉等在声像图上表现为回声强弱不同，回声不均。

（4）各向异性的鉴别方法。可以通过侧动探头，改变扫查方向，调整声束入射角观察回声的变化来鉴别各向异性。

（杨海云）

五、超声扫查技术

1. 探头的使用

根据穿刺的部位和深度选择合适的高频线阵探头或低频凸阵探头，握持探头的姿势要恰当，避免以不恰当的方式过紧地握取探头而不便于灵活调整探头方向。正确的握取方式应以拇指、食指和中指握住探头底部，小指和无名指作为支点放在患者身体上，这样既可稳定探头，也可灵活控制探头方向和力度，检查时应避免对探头过度施压导致图像变形或表浅结构显示不清。

2. 选择合适频率

探头发射的超声波频率越高，获取的图像的分辨率越高，但超声波频率增高会降低穿透力，影响较深部组织结构的观察，因而在进行浅表部位注射时应选用高频探头，进行深部组织注射时应选用低频探头。

3. 耦合剂的使用

可选用无菌耦合剂或将探头做无菌处理，以防止注射部位感染。

4. 选择合适深度

根据靶目标的深度选择合适的图像深度，使所需观察的结构占据屏幕的大部分区域。深度过大会导致图像太小,既不利于观察细节,也浪费了屏幕空间;深度过小,有可能导致靶目标位于图像底部,其与周围组织结构之间的关系不能充分显示或缺乏对比,提供的信息不足。

5. 选择适当的焦点区

图像的焦点区是声束聚焦的位置,该水平的图像显示最清晰,因而应将焦点位置设置靶目标水平。焦点区设置过浅会导致深部结构图像清晰度降低;同理,焦点区设置过深会降低浅层结构图像清晰度。另外,焦点区数量设置一般1~2个,不宜过多,否则会降低图像的帧频。

6. 调节增益

增益可增加或减少图像的亮度或灰阶。一般情况下,增益调节至所观察的组织结构具有适当的亮度即可。增益过高会导致图像过亮,影响图像细节观察;增益过低会导致图像过暗,结构显示不清。

7. 时间增益补偿

超声波在介质中传播时,其能量会随着传播距离的增加而衰减,因而被探头接收的反射超声信号也会逐渐减少,导致图像远场结构清晰度下降。为了解决上述问题,可调节某一区域的时间增益补偿(time gain compensate,TGC)控键以增大增益。向右移动按键,相应区域的图像变亮;反之,向左移动控件,图像则变暗。在常规扫查时,初始状态下通常将所有控键保持在中线位置,当需要增加或降低某一特定区域图像的增益时,才移动相应的控键。

六、平面内进针、平面外进针的技术特点

根据穿刺针相对于探头的方向,分为平面内进针和平面外进针(图1-1)。平面内进针,穿刺针平行于探头,因而整个进针路径和针尖可以得到显示(图1-2);而平面外进针,穿刺针垂直于探头,难以显示针道,仅可显示注射针的横截面,表现为一个点状强回声(图1-3)。平面内进针可在同一个平面内同时显示针道、针尖、靶目标的位置关系,操作更加安全,可有效避免损伤其他重要结构,同时,可根据具体位置实时调节进针方向和角度。相比之下,平面外进针由于难以显示整个针道和针尖,仅可显示针道的某个位置,因而有时难以把控穿刺的角度,并且易误伤其他结构;但当靶目标位置特别表浅并接近进针点时,可以选择平面外注射。穿刺时也能以采取平面内进针法为主,结合平面外进针法观察针尖,以避免容积效应。

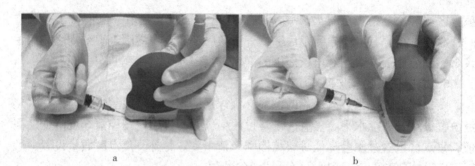

图 1-1 超声引导平面内进针、平面外进针

a：超声引导平面内进针；b：超声引导平面外进针

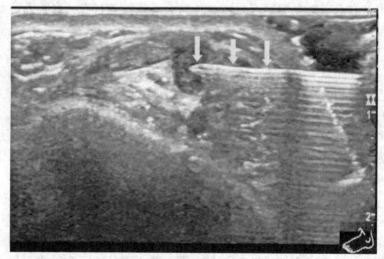

图 1-2 平面内进针超声影像

在平面内进针可清晰显示针道和针尖；箭头示穿刺针及其针尖

七、如何使针道清楚显影

当超声探头发射的声束与观察的靶目标相垂直时，探头接收的反射声波最多，成像最清晰；入射声束方向与靶目标之间的倾斜角度越大（即入射角大于0°），探头接收的回波信号就会减少，导致伪像出现，图像的清晰度降低。基于该原理，在穿刺时需尽量让探头声束方向与穿刺针垂直。

为了能清晰显示穿刺针，应预先对需注射的病变区域进行超声扫查，通过调节图像的深度、焦点位置、探头频率、增益水平等参数以优化图像；并先行设计穿刺路径，测量到达靶目标的穿刺距离，以及靶目标的深度。进针路径应

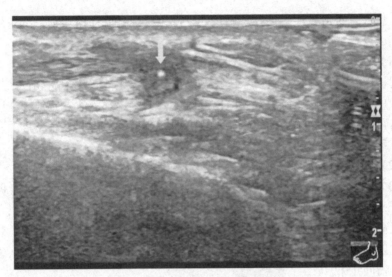

图1-3 平面外进针超声影像

平面外进针仅可显示注射针的横截面，表现为一个点状强回声。箭头示穿刺针针尖

安全、易于操作，同时，尽可能让注射针与声束的方向接近垂直，以减少注射针的各向异性伪像。目前，有些超声仪器配备了穿刺针增强技术，或声束偏转功能以提高穿刺针显示，操作方法如下。

(1) 当靶目标的位置较深时，针道与声束方向往往会接近平行，针尖难以显示，可以选择距离靶目标稍远的位置进针，以减小针道和皮肤之间的角度，从而使针道与声束的方向接近垂直，以更好地显示针头。

(2) 当靶目标位置非常表浅时，可在探头的进针一端堆聚无菌耦合剂形成一个斜坡，或使用无菌耦合垫，这样注射针在接触皮肤之前也可清晰显示出来。

(3) 当肩关节、腕关节、膝关节、踝关节等相关结构病变需注射治疗时，若在纵切面进针过于倾斜而出现各向异性，可尝试采用横断面进针，避开血管、神经等结构，根据穿刺靶目标的深度，利用关节的自然弧度在相应体表的稍低位置进针，可使针道更垂直于超声声束。

(刘红梅)

八、在注射过程中的操作技术

1. 注射前准备

详细的病史采集、全面的体格检查和明确诊断是注射治疗前必须完成的，以确定患者是否适合注射治疗。确定病灶部位，选择好注射药物，准备好可能发生超敏反应或并发症的急救措施。

（1）注射室准备。注射室应具备足够的工作空间以利于进行超声引导下的注射操作，包括患者观察区、医疗物品准备区、无菌医疗用品放置区域、污染医疗用品储存区域、患者等候区以及医务人员专用洗手池。此外，注射室还应具备可调节高度和角度的治疗床、良好的通风系统、可调节无影灯、医用气体管道系统、急救车和急救呼叫系统等。

（2）超声仪器准备。见本章"一"至"五"相关内容。

（3）患者术前知情同意和准备。术者应遵循规范化流程，对患者做好解释工作，取得患者的信任和合作，解除患者紧张及焦虑情绪。务必使患者明确不良反应，如注射过程中或注射后可能出现注射部位疼痛、关节感染、肌腱断裂、注射部位色素沉着以及严重过敏反应等。在详细了解以上情况后，患者应签署知情同意书。

（4）药物准备。

A. 皮质类固醇药物。Ⅱ级证据、B级推荐支持。超声引导下皮质类固醇注射可用于治疗周围神经卡压、关节炎急性发作、肌腱炎、粘连性肩关节囊炎等，缓解患者疼痛症状。

B. 局麻药。一般常用利多卡因注射液。该注射液起效快，超敏反应少见。Ⅱ级证据、A级推荐支持。利多卡因注射液用于局部神经阻滞或关节腔内注射治疗。

C. 玻璃酸钠注射液。玻璃酸钠为关节滑液的主要成分，在关节腔内起润滑作用，同时，缓冲应力对关节软骨的作用。Ⅱ级证据、C级推荐支持。超声引导下关节腔注射玻璃酸钠可缓解轻度或中度骨性关节炎患者的疼痛症状。

D. 肉毒毒素。肉毒毒素注射用于治疗各种疼痛，包括肌肉痉挛、肌张力障碍、头痛及肌筋膜疼痛。Ⅰ级证据、A级推荐支持。超声引导下肉毒毒素局部注射治疗可以缓解肌张力障碍患者（如脑卒中、脊髓损伤、面肌痉挛等）的临床症状。

E. 富血小板血浆。Ⅱ级证据、B级推荐支持。富血小板血浆注射治疗改善肌腱炎、筋膜炎、骨性关节炎等症状。

（5）器具准备。根据注射部位和目的，选择不同型号的无菌注射器和注射针头，此外，还需准备Ⅱ型或Ⅲ型安尔碘皮肤消毒液、敷贴、无菌棉签、无菌手套和无菌铺巾等。

（6）注射体位和部位。注射时患者一般取卧位，体位要舒适，也可采用采用其他特殊体位。注射部位应该充分暴露并严格消毒，必要时用标记笔标出相应的注射部位。选择相对安全的注射部位,尽量避开周围的血管和神经。

(7) 注射剂量和容量。通过生理盐水稀释、增加药液容量。当注射足够容量的药液充分浸润发炎的关节和滑囊内面时,药液的张力可起到牵拉松解粘连的作用。不同部位的关节注射容量不同,例如,膝关节注射需 5~10 mL 注射液;肩关节、髋关节注射液需 3~5 mL,含复方倍他米松注射液 1 mL;手关节和腕关节等小关节注射通常需 1~2 mL 镇痛液;手指或足趾关节注射液需 0.5 mL,含复方倍他米松注射液 0.25~0.50 mL。肌腱和韧带应注射较少的局麻药和类固醇,推荐小肌腱注射液总容量为 1 mL,含复方倍他米松注射液 0.25 mL;较大肌腱注射液总容量为 2 mL,含复方倍他米松注射液 0.5 mL。灌洗关节腔时通常需要约 20 mL 的注射液。

2. 无菌技术

对于超声引导下的注射治疗过程,必须严格遵从无菌原则。临床上用的Ⅱ型安尔碘消毒液可以用于注射部位的皮肤消毒;严格的手卫生是预防和控制感染的重要措施,同时,注射时穿戴的无菌手套、无菌帽、口罩也是必不可少的辅助用品;超声探头及探头连线的消毒可以用消毒铺巾覆盖,必要时可以使用无菌的探头帽。

3. 注射治疗的适应证和禁忌证

(1) 适应证。①慢性软组织损伤或炎症,如腰肌劳损、肱二头肌长头肌腱炎、桡骨茎突狭窄性腱鞘炎及肌筋膜炎等。②局部神经受压,如腕管综合征、坐骨神经痛、腰椎间盘突出所致的下肢放射痛等。③骨性关节炎,如膝关节、颈椎关节突关节、掌指关节等。④全身炎症性疾病引起的局部疼痛,如类风湿性关节炎、痛风性关节炎等。

(2) 禁忌证。

A. 绝对禁忌证。①局麻药过敏者。②注射部位有化脓病灶、局部或全身感染。③骨折部位。可延迟骨折愈合。④关节手术前。增加手术前感染风险。⑤18 岁以下的患者。⑥不愿意接受注射治疗的患者。

B. 相对禁忌证。①出血性疾病。尚无确切证据表明,正在接受抗凝治疗的患者注射后出血风险会增加。②糖尿病。会使患者血糖升高持续数天,同时,增大感染风险。③使用免疫抑制剂。④怀孕。⑤较严重的肌腱病变。对于较严重的肌腱病变如跟腱,应注意类固醇注射剂量和容量。⑥精神因素所致的疼痛。

4. 注射后处理

注射治疗后、注射局部皮肤消毒后,应用无菌敷料覆盖,患者需留观至少 30 min,若无不适即可离开。实施注射治疗的医师需做好相关的工作记录,并向患者说明注射后可能出现的各种反应。疼痛缓解一段时间后复发，或者疼痛加重的患者，可以用冰袋冷敷，或者口服一般止痛药物，1周后返院复诊。

在注射治疗后，患者应积极采取以下方式来促进恢复：

（1）必要时制动。必要时制动视损伤部位而定，例如，在膝关节注射后减少长时间步行，有利于功能恢复；而在腕关节治疗后制动可能会加重病情。肌腱和滑囊的劳损在不加剧疼痛的情况下可继续日常活动。

（2）康复锻炼。在不加剧疼痛的情况下尽量继续日常活动。在症状缓解后，患者需要进行行之有效的运动疗法，如适应性功能锻炼、强化性功能锻炼或辅助器械锻炼。

（3）预防复发。保持人体正常姿势和消除不良的活动和体位。

（栗　晓）

参考文献

［1］郭万学. 超声医学［M］. 6版. 北京：人民军医出版社，2015.

［2］田家玮，姜玉新. 临床超声诊断学［M］. 北京：人民卫生出版社，2016.

［3］郭瑞军. 肌肉骨骼系统超声学［M］. 北京：人民卫生出版社，2008.

［4］STRAKOWSKI J A. Introduction to musculoskeletal ultrasound: getting started［M］. New York: Demos Medical Publishing, 2016.

［5］BIANCHI S, MARTINOLI C. 肌肉骨骼系统超声医学［M］. 房勤茂，译. 北京：人民军医出版社，2014.

［6］LAPEGUE F, ANDRE A, PASQUIER B E, et al. US-guided percutaneous release of the first extensor tendon compartment using a 21-gauge needle in de Quervain's disease: a prospective study of 35 cases［J］. Eur Radiol, 2018, 28（9）: 3977-3985.

［7］PASKINS Z, HUGHES G, MYERS H, et al. A randomized controlled trial of the clinical and cost-effectiveness of ultrasound-guided intra-articular corticosteroid and local anaesthetic injections: the hip injection trial (HIT) protocol［J］. BMC Musculoskelet Disord, 2018, 19（1）: 218.

［8］KIM D Y, LEE S S, NOMKHONDORJ O, et al. Comparison between anterior and posterior approaches for ultrasound-guided glenohumeral steroid injection in primary adhesive capsulitis: a randomized controlled trial［J］. J Clin Rheumatol, 2017, 23（1）: 51-57.

［9］CHEN P C, WANG L Y, PONG Y P, et al. Effectiveness of ultrasound-guided vs direct approach corticosteroid injections for carpal tunnel syndrome: a double-blind randomized controlled trial［J］. J Rehabil Med, 2018, 50（2）: 200-208.

［10］MARTIN E J, COOKE E J, CEPONIS A, et al. Efficacy and safety of point-of-care ultrasound-guided intra-articular corticosteroid joint injections in patients with haemophilic arthropathy [J]. Haemophilia, 2017, 23 (1): 135 - 143.

[11] STUNDNER O, MEISSNITZER M, BRUMMETT C M, et al. Comparison of tissue distribution, phrenic nerve involvement, and epidural spread in standard-vs low-volume ultrasound-guided interscalene plexus block using contrast magnetic resonance imaging: a randomized, controlled trial [J]. Br J Anaesth, 2016, 116 (3): 405 - 412.

[12] BABAEI-GHAZANI A, ROOMIZADEH P, FOROGH B, et al. Ultrasound-guided versus landmark-guided local corticosteroid injection for carpal tunnel syndrome: a systematic review and meta-analysis of randomized controlled trials [J]. Arch Phys Med Rehabil, 2018, 99 (4): 766 - 775.

[13] ALBRECHT E, MERMOUD J, FOURNIER N, et al. A systematic review of ultrasound-guided methods for brachial plexus blockade [J]. Anaesthesia, 2016, 71 (2): 213 - 227.

[14] HUTCHINS J L, KESHA R, BLANCO F, et al. Ultrasound-guided subcostal transversus abdominis plane blocks with liposomal bupivacaine vs. non-liposomal bupivacaine for postoperative pain control after laparoscopic hand-assisted donor nephrectomy: a prospective randomized observer-blinded study [J]. Anaesthesia, 2016, 71 (8): 930 - 937.

[15] MAHEU E, RANNOU F, REGINSTER J Y. Efficacy and safety of hyaluronic acid in the management of osteoarthritis: evidence from real-life setting trials and surveys [J]. Semin Arthritis Rheum, 2016, 45 (4 Suppl): S28 - S33.

[16] SANTAMATO A, MICELLO M F, VALENO G, et al. Ultrasound-guided injection of botulinum toxin type for piriformis muscle syndrome: a case report and review of the literature [J]. Toxins (Basel), 2015, 7 (8): 3045 - 3056.

[17] BARBERO P, BUSSO M, TINIVELLA M, et al. Long-term follow-up of ultrasound-guided botulinum toxin-A injections for sialorrhea in neurological dysphagia [J]. J Neurol, 2015, 262 (12): 2662 - 2667.

[18] SANTAMATO A, MICELLO M F, PANZA F, et al. Can botulinum toxin type A injection technique influence the clinical outcome of patients with post-stroke upper limb spasticity? A randomized controlled trial comparing manual needle placement and ultrasound-guided injection techniques [J]. J Neurol Sci, 2014, 347 (1/2): 39 - 43.

第二章 颈部注射技术

一、枕大神经阻滞

（1）适应证。适应证为顽固性枕神经痛及顽固性颈源性头痛等枕大神经支配区域相关疼痛的诊断与治疗。

（2）推荐意见。Ⅱ级证据、B级推荐支持。对于存在中至重度疼痛或症状严重影响日常生活和工作的考虑为枕神经痛患者，建议行枕神经局部阻滞，疼痛通常迅速缓解，且效果可持续数周甚至数月。该操作通常较安全，在疼痛复发时可重复进行。

（3）超声定位和注射。患者取侧卧位，采用低频凸阵探头，在枕后部中线获得横向短轴图像，然后，向尾侧移动，确定 C_1/C_2 水平。C_1 的棘突缺如，将会得到 1 个类似弓状的回声增强图像，向下平移探头，第 1 个分叉的棘突计数为 C_2。然后，以 C_2 棘突为轴，旋转探头，并将探头向外侧移动，直至出现 C_1 横突，此时相当于对头下斜肌的完整长轴扫描，头下斜肌的全长完全出现，可以观察到的切迹为寰枢关节，其内侧为 C_2 神经根和背根神经节（dorsal root ganglia, DRG），再向外侧即可观察到椎动脉。将寰枢关节定位于图像中央，由内下向外上进针，即由 C_2 棘突向 C_1 横突平面内穿刺，在头下斜肌浅面可寻到 C_2 神经后支（图 2-1 和图 2-2）。

二、颈丛神经阻滞（第三枕神经和颈神经后内侧支阻滞）

1. 第三枕神经阻滞

（1）适应证。适应证为顽固性颈源性头痛的诊断和治疗。

（2）推荐意见。Ⅱ级证据、B级推荐支持。第三枕神经阻滞短期内可缓解其支配区域的疼痛。

（3）超声定位和注射。患者取侧卧位，以高频线阵探头由颅底部开始进行长轴扫描，探头的头侧置于乳突上。将探头向背侧移动，可看到 C_1 后方和 C_2 的外侧平台。保持探头与颈椎长轴平行，并继续向尾侧移动，可以观察到

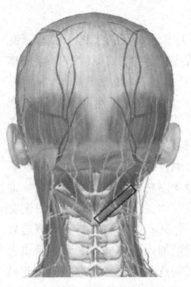

图2-1 枕大神经阻滞探头位置

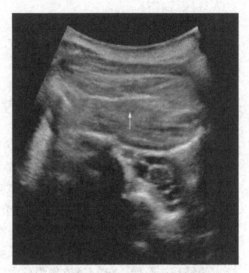

图2-2 枕大神经阻滞超声影像
箭头示头下斜肌

C_2/C_3 和 C_3/C_4 的关节图像，轻轻转动探头以辨别出越过 C_2/C_3 关节的第三枕神经（third occipital nerve，TON）。在此平面，TON 从距骨面约 1 mm 处越过 C_2/C_3 关节突关节，其在声像图上的典型表现为椭圆形低回声区域内出现被一圈高回声视野包围的高回声斑点（图2-3和图2-4）。按照上述方法找到第三枕神经后，常规消毒，采用平面内穿刺，局部注射消炎镇痛液 1～2 mL，在超声实时监测下观察药物在第三枕神经周围的扩散情况。

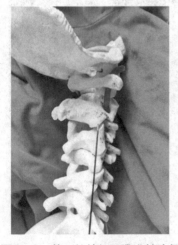

图2-3 第三枕神经阻滞进针路径

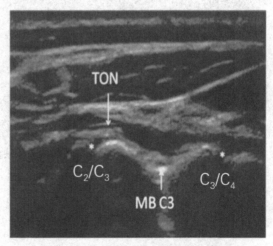

图2-4 第三枕神经阻滞超声影像

2. 颈神经后内侧支阻滞

（1）适应证。适应证为诊断和治疗颈椎小关节综合征，颈椎小关节紊乱综合征引起的后支神经痛，颈神经后支源性的颈部疼痛、头痛、肩背部疼痛等。

（2）推荐意见。尚缺乏有关颈神经后内侧支阻滞有效性的高质量临床研究。

（3）超声定位和注射。患者取侧卧位，患侧朝上，头枕薄枕，使颈椎处于中立位，以高频线阵探头经颈椎关节突关节行侧方长轴扫描（图2-5），可依次扫查出 C_3/C_4、C_4/C_5、C_5/C_6 关节突关节及关节柱，呈"ft峰-ft谷"征象。其中，"ft峰"即为颈椎关节突关节，"ft谷"为关节柱，其间有后内侧支走行（图2-6）。继续向颈前方缓慢平移探头，可见不连续高耸的无回声信号图像。开启彩色多普勒模式，可见沿长轴方向间断的血流信号，平面为经横突侧方长轴扫描图像。该扫描位置为后内侧支阻滞的危险线，要绝对避免在此平面内进行阻滞，以免使阻滞药物误入椎动脉而引发危险。在"波峰-波谷"线上，从探头的头侧进针，并向波束方向缓慢进针，直至看到针尖到达"波谷"的神经旁边。在此处注入局麻药，每次推注 0.5 mL，直到它充分接触到神经（图2-7）。

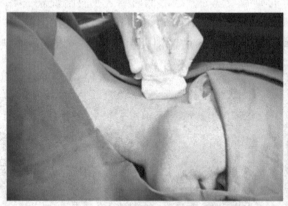
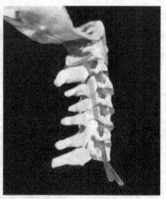

图2-5 颈椎关节突关节长轴扫描及其解剖结构

a：患者体位和探头位置；b：颈椎关节突关节长轴解剖结构

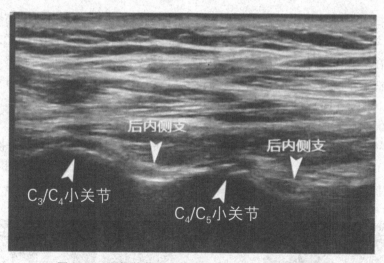

图 2-6 颈椎关节突关节超声影像（波峰-波谷征）

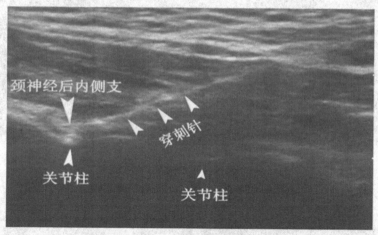

图 2-7 颈神经后内侧支平面内阻滞超声影像

三、颈神经根阻滞

（1）适应证。适应证为保守治疗无效的颈神经根性疼痛。

（2）推荐意见。Ⅱ级证据、B级推荐支持颈神经根阻滞治疗改善颈椎间盘突出或退行性颈椎病所致的颈神经根受压而出现的疼痛和上肢麻痛等根性症状。

（3）超声定位和注射。患者取仰卧位，头偏向健侧，以高频探头在前外侧短轴扫描（图2-8），先识别C_6和C_7节段。C_7横突有一个退化的前结节和一个巨大的后结节，退化的前结节和巨大的后结节组成"靠背椅"征，C_7神经根躺在椅背内，神经根前方是椎动脉（图2-9）。探头继续向头侧移动，可见特征性C_6高大前结节。探头继续向头侧移动，C_5神经根位于前结节和后结节之间（图2-10）。探头继续向头侧平移，可观察到C_4以上的颈椎前结节逐渐变小，与后结节之间夹角也逐渐变小。按上述方法确定目标节段后，穿刺针（规格为22 G或25 G）由后向前，采用平面内技术向相应神经根穿刺（C_3/C_8），注意紧贴后结节穿刺，到达神经根的基底部，局部注射镇痛液1～2 mL（图2-11）。

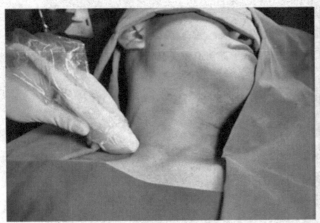
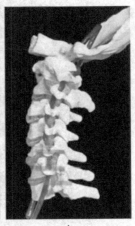

图2-8　颈神经根扫描及其解剖结构
a：患者体位和探头位置；b：颈神经根解剖结构

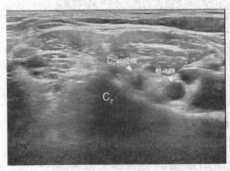
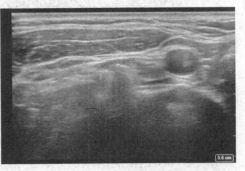

图2-9　C_7短轴超声影像　　　　图2-10　C_5短轴超声影像

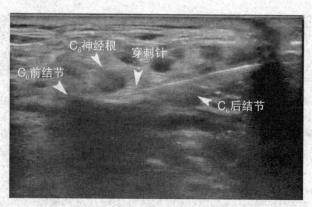

图2-11 C_6切面选择性神经根阻滞超声影像

四、星状神经节注射

（1）适应证。适应证广泛，包括头、颈及上胸部带状疱疹后神经痛，颈椎源性的头面颈及上肢疼痛，反射性交感神经萎缩症（幻肢痛，灼痛）、多汗症，心肌梗死后交感性疼痛，等等。

（2）推荐意见。虽然有限证据提示星状神经节阻滞治疗复杂区域疼痛综合征不具有获益，但根据许多疼痛介入治疗医生的经验，此操作对许多患者都有益且确实可使部分患者获得一定程度的生活改善。

（3）超声定位和注射。高频线阵探头横向置于颈前环状软骨（图2-12），在该水平向外侧平移寻找C_6横突前结节进行初始定位。C_6横突前结节高大，结节间沟最宽，特异性强。在确认C_6前结节后，探头向尾侧滑动寻找"椅背"状的C_7横突后结节。C_6水平切面，颈长肌前方，颈内静脉后方，C_6横突前结节内侧，是颈中神经节所在位置（图2-13）；C_7水平切面，椎前筋膜深面，颈长肌表面，即为星状神经节阻滞的理想靶点位置。按上述方法分别定位C_6水平切面和C_7水平切面。设计穿刺路径，穿刺针通过颈内静脉和前斜角肌之间穿刺，避开路径上可能出现的食管和甲状腺下动脉，到达椎前筋膜深面，局部注射5 mL镇痛液（含糖皮质激素的局麻药）。实时扫描，可见药物扩散，提示药物没有误入血管。

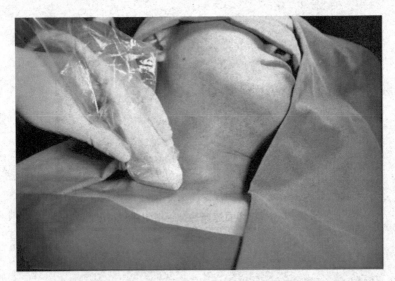

图2-12 星状神经节扫查探头放置位置

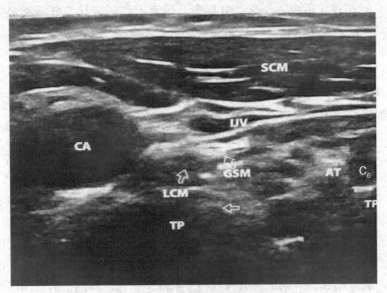

图2-13 C_6水平切面星状神经节阻滞超声影像

箭头示

CA：颈动脉；SCM：胸锁乳突肌；IJV：颈内静脉；LCM：颈长肌；
TP：横突；GSM：颈中交感神经节；AT：前结节；TP：横突

（武百山）

五、环咽肌注射

（1）适应证。适应证为各种原因所致的环咽肌局部肌肉痉挛而引起的环咽肌不能及时松弛或开放不能、松弛或开放不完全、松弛或开放时间不当，包括脑干卒中、放射性脑病、帕金森病、多发性硬化等。

（2）推荐意见。Ⅱ级证据、B级推荐支持环咽肌肉毒毒素注射治疗环咽肌功能障碍。

（3）超声与球囊环咽肌双重定位和注射。患者取坐位或仰卧位，经口吞下的硅胶导管进入食管内，向球囊注入约 4 mL 的生理盐水（具体可根据患者球囊扩张情况而定）；将导管上提至有阻力时停止，在皮肤做标记；采用高频线阵探头纵向置于颈部左侧标记处，寻找和确定球囊；其浅层即为环咽肌，位于 C_6 水平（图 2-14）。在图 2-15 中，第一层为胸锁乳突肌，第二层为甲状腺，其深层为环咽肌，下方可见球囊壁的高回声和中间低回声的盐水。常规消毒，采用平面外成像技术，对左侧环咽肌进行注射。至靶点回抽无血后，注入药液，剂量为 40～100 U/0.6～1.2 mL；注射位点多为 1 个点。

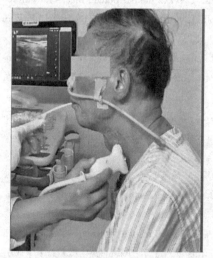

图 2-14　超声与球囊双重法定位环咽肌
（长轴）

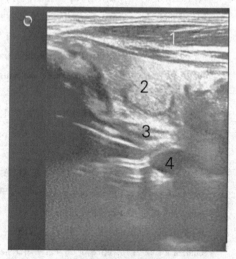

图 2-15　超声与球囊定位下环咽肌超声影像
（长轴）
1：胸锁乳突肌；2：甲状腺；3：环咽肌；4：球囊

（4）单纯采用超声定位环咽肌。可先触诊环状软骨，或嘱患者做吞咽动作来确定环状软骨位置；也可通过超声扫查颈椎横突形态、椎动脉进入横突孔

等解剖关系来定位 C_6 水平。将高频超声探头横向置于颈部左侧 C_6 水平、环状软骨处,沿环状软骨、咽下缩肌扫查延续至环咽肌,仔细辨认环咽肌位置;也可嘱患者做吞咽动作来进一步确定。

(伍少玲)

参考文献

[1] ASHKENAZI A, LEVIN M. Three common neuralgias. How to manage trigeminal, occipital, and postherpetic pain [J]. Postgrad Med, 2004, 116 (3): 16 – 18, 21 – 24, 31 – 32.

[2] WARD J B. Greater occipital nerve block [J]. Semin Neurol, 2003, 23 (1): 59 – 62.

[3] WU B, YUE L, SUN F, et al. The feasibility and efficacy of ultrasound-guided C_2 nerve root coblation for cervicogenic headache [J]. Pain Med, 2018, 20 (6): 1 – 8.

[4] LORD S M, BARNSLEY L, WALLIS B J, et al. Third occipital nerve headache: a prevalence study [J]. J Neurol Neurosurg Psychiatry, 1994, 57 (10): 1187 – 1190.

[5] KARIYA K, USUI Y, HIGASHI N, et al. Anatomical basis for simultaneous block of greater and third occipital nerves, with an ultrasound-guided technique [J]. J Anesth, 2018, 32 (4): 483 – 492.

[6] MANCHIKANTI L, SINGH V, FALCO F J, et al. Cervical medial branch blocks for chronic cervical facet joint pain: a randomized, double-blind, controlled trial with one-year follow-up [J]. Spine (Phila Pa 1976), 2008, 33 (17): 1813 – 1820.

[7] PERSSON L, ANDERBERG L. Repetitive transforaminal steroid injections in cervical radiculopathy: a prospective outcome study including 140 patients [J]. Evid Based Spine Care J, 2012, 3 (3): 13 – 20.

[8] PERSSON L C, CARLSSON J Y, ANDERBERG L. Headache in patients with cervical radiculopathy: a prospective study with selective nerve root blocks in 275 patients [J]. Eur Spine J, 2007, 16 (7): 953 – 959.

[9] RADHAKRISHNAN K, LITCHY W J, O'FALLON W M, et al. Epidemiology of cervical radiculopathy. A population-based study from Rochester, Minnesota, 1976 through 1990 [J]. Brain, 1994, 117 (Pt 2): 325 – 335.

[10] YOSS R E, CORBIN K B, MACCARTY C S, et al. Significance of symptoms and signs in localization of involved root in cervical disk protrusion [J]. Neurology, 1957, 7 (10): 673 – 683.

[11] YAMAUCHI M, SUZUKI D, NIIYA T, et al. Ultrasound-guided cervical nerve root block: spread of solution and clinical effect [J]. Pain Med, 2011, 12 (8): 1190 – 1195.

[12] PERRINE D C, VOTTA-VELIS G, BORGEAT A. Ultrasound indications for chronic pain management: an update on the most recent evidence [J]. Curr Opin Anaesthesiol, 2016, 29 (5): 600 – 605.

[13] O'CONNELL N E, WAND B M, GIBSON W, et al. Local anaesthetic sympathetic blockade for complex regional pain syndrome [J]. Cochrane Database Syst Rev, 2016, 7: D4598. 1-61.

[14] 林晓婷, 杨海云, 栗晓, 等. 超声引导肉毒毒素注射治疗环咽肌功能障碍探讨 [J]. 中山大学学报: 医学版, 2018, 39 (3): 472-476.

[15] ALFONSI E, RESTIVO D A, COSENTINO G, et al. Botulinum toxin is effective in the management of neurogenic dysphagia. Clinical-electrophysiological findings and tips on safety in different neurological disorders [J]. Front Pharmacol, 2017, 8 (80): 1-10.

[16] KELLY E A, KOSZEWSKI I J, JARADEH S S, et al. Botulinum toxin injection for the treatment of upper esophageal sphincter dysfunction [J]. Ann Otol Rhinol Laryngol, 2013, 122 (2): 100-108.

第三章 上肢注射技术

一、肩部注射技术

肩部超声检查和引导注射一般选用高频线阵探头，探头频率选用 6～18 MHz。根据患者的体型、脂肪、肌肉厚度等，选用不同深度。

1. 肱二头肌长头腱注射

（1）适应证。保守治疗无效的慢性肱二头肌长头腱肌腱炎引起的疼痛和功能障碍。

（2）推荐意见。Ⅰ级证据、A级推荐支持超声引导肱二头肌长头腱肌腱炎的注射治疗。

（3）注射技术。患者取仰卧位，头呈中立位，屈肘90°，前臂保持中立位，手掌面向上。探头置于肱骨大结节和小结节间沟之间做横切，可显示肱横韧带长轴及位于大小结节间沟内的肱二头肌长头腱。在肱二头肌长头腱注射时，从探头的外侧端以平面内法技术从外侧向内侧进针。当观察到针尖进入肱二头肌腱与腱鞘之间的间隙时，回抽无血后，缓慢注射药物，确保药物准确分布于腱鞘内。注射完毕，拔针按压局部后贴上无菌敷贴（图3-1）。

2. 肩周滑囊注射

（1）肩峰下-三角肌下滑囊注射治疗。

A. 适应证。适应证为保守治疗无效的急性、慢性肩峰下-三角肌下滑囊炎引起的疼痛和功能障碍。

B. 推荐意见。Ⅱ级证据、B级推荐支持超声引导肩峰下-三角肌下滑囊炎的注射治疗。

C. 注射技术。患者取仰卧位，手臂外展内旋位，斜冠状位放置探头在肱骨大结节冈上肌止点处，轻移探头清楚地观察到肩峰下及三角肌下和冈上肌之间的滑囊。从探头的外侧端以平面内技术进针，由外侧向内侧进针。当观察到针尖进入滑囊后，回抽无血后，缓慢注射药物，注射过程无明显阻力，确保药物在滑囊内均匀散开（图3-2）。注射完毕，拔针按压局部后贴上无菌敷贴，见图3-2和图3-3。

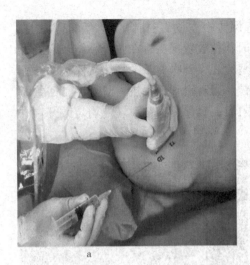
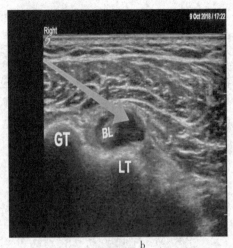

图 3-1 肱二头肌长头腱短轴注射及超声影像
GT：肱骨大结节；BL：肱二头肌长头腱；LT：肱骨小结节；箭头示进针路径
a：短袖注射；b：超声影像

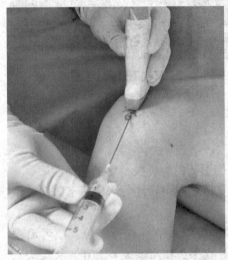
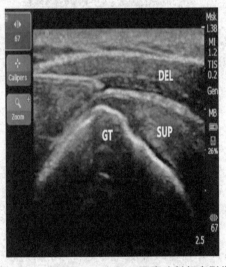

图 3-2 肩峰下-三角肌下滑囊注射　　图 3-3 肩峰下-三角肌下滑囊注射超声影像
　　　　　　　　　　　　　　　　　　　DEL：三角肌；GT：肱骨大结节；SUP：冈上肌

（2）喙突下滑囊注射治疗。

A. 适应证。适应证为保守治疗无效的急性、慢性喙突下滑囊炎引起的疼痛和功能障碍。

B. 推荐意见。尚缺乏有关喙突下滑囊炎注射治疗有效性的高质量临床研究。

C. 注射技术。患者取仰卧位，前臂保持中立位，屈肘 90°，手掌面向上。肘部紧贴于身体侧方，肩关节外旋。于冠状位放置探头，在肱骨小结节肩胛下肌止点处与喙突之间，轻移探头，可清楚地观察到喙突下滑囊。从探头的外侧端以平面内技术进针，由外侧向内侧进针。当观察到针尖进入滑囊后，回抽无血后，缓慢注射药物。注射过程无明显阻力，确保药物在滑囊内均匀散开。注射完毕，拔针按压局部后贴上无菌敷贴（图3-4 和图3-5）。

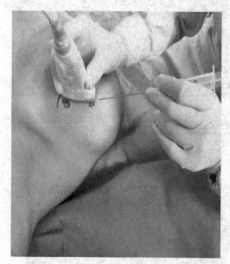

图3-4 喙突下滑囊注射

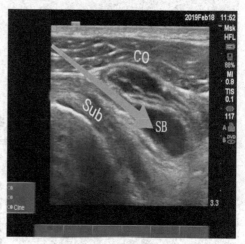

图3-5 喙突下滑囊注射超声影像
Sub：肩胛下肌；CO：喙突；SB：喙突下滑囊；
箭头示穿刺针进针路径

3. 肩锁关节注射

（1）适应证。适应证为急性、慢性损伤引起的肩锁关节疼痛和功能障碍。

（2）推荐意见。Ⅲ级证据、C 级推荐支持超声引导注射治疗用于急性、慢性损伤引起的肩锁关节疼痛和功能障碍。

（3）注射技术。患者取仰卧位，手触诊肩锁关节并进行定位，或者沿锁骨向外扫查即可发现此关节。于斜冠状位放置探头在肩锁关节上方，从探头的中央前方以平面外技术进针。当观察到针尖进入关节腔后，回抽无血后，缓慢注射药物（图3-6）。注射过程无明显阻力，确保药物在滑囊内均匀散开。注射完毕，拔针按压局部后贴上无菌敷贴（图3-7）。

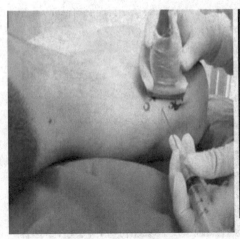

图3-6 肩锁关节注射

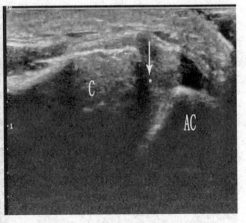

图3-7 肩锁关节注射超声影像
AC：肩峰；C：锁骨；箭头示针尖

4. 肩关节腔（盂肱关节腔）注射

（1）适应证。适应证为导致肩关节疼痛和功能障碍的盂肱关节疾病，包括骨性关节炎、创伤性关节炎、风湿性关节炎等。

（2）推荐意见。Ⅰ级证据、A级推荐支持盂肱关节骨性关节炎的超声引导注射治疗。

（3）注射技术。患者取侧卧位，患肩在上，上肢呈前屈内旋位撑于治疗床上，于斜冠状位放置探头在肩胛冈中下方，平行于冈下肌腱纤维。探头沿肩胛冈向外扫至肱骨头时，于肩胛冈与肱骨头夹角可清楚地显示肱骨头、关节盂、后盂唇的边缘。从探头的外侧端以平面内技术进针，当观察到针尖进入关节腔后，回抽无血后，缓慢注射药物（图3-8）。注射过程无明显阻力，确保药物在关节腔内均匀散开。注射完毕，拔针按压局部后贴上无菌敷贴（图3-9）。

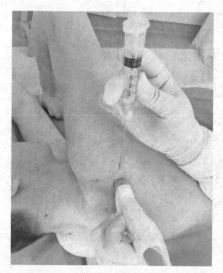

图3-8 肩关节腔（盂肱关节）注射

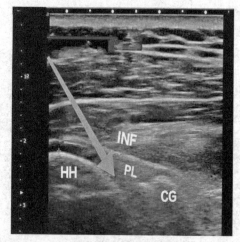

图3-9 肩关节腔（盂肱关节腔）注射超声影像
HH：肱骨头；PL：后盂唇；INF：冈下肌；
CG：关节盂；箭头示穿刺针进针路径

（梁 英）

二、肘部注射技术

1. 伸肌总腱注射

（1）适应证。适应证为伸肌总腱慢性损伤（俗称"网球肘"）的诊断与治疗，用于经休息、镇痛药、职业或物理治疗后均不能缓解的患者。

（2）推荐意见。Ⅰ级证据、A级推荐支持伸肌总腱慢性损伤的注射治疗。

（3）注射技术。患者取坐位或仰卧位，屈肘90°，前臂平放于治疗台上；采用高频线阵探头，探头置于肱骨外上髁纵切，显示伸肌总腱长轴（图3-10），图3-11显示患侧伸肌总腱较健侧增厚，回声不均匀。超声显示肱骨外上髁、桡骨头和伸肌总腱。注射针平行于超声探头以一定角度进针，将镇痛液注入皮下脂肪与总伸肌腱交界处。

2. 肘管注射

（1）适应证。适应证为肘管综合征。肘管综合征又被称为迟发性尺神经炎，是指尺神经在肘部尺神经沟内被卡压的一种慢性损伤。

（2）推荐意见。Ⅱ级证据、C级推荐支持肘管综合征的注射治疗。

（3）注射技术。患者取仰卧位，患肢外展，肘关节伸直，前臂平放于床面，将超声探头置于尺骨鹰嘴与肱骨内上髁间，显示肘管位置，垂直进针达骨面，回抽无血，注入镇痛液1.5 mL（图3-12和图3-13）。

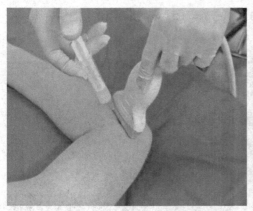

图 3-10　肱骨外上髁炎注射

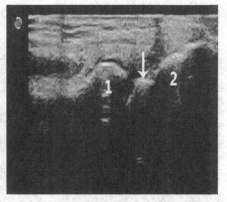

图 3-11　肱骨外上髁炎注射超声影像
1：肱骨外上髁；2：桡骨头；箭头示针尖

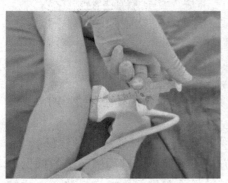

图 3-12　肘管注射

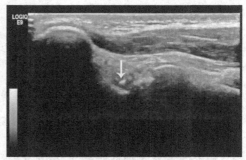

图 3-13　肘管注射超声影像
箭头示针尖

三、腕手部注射技术

1. 腕管注射

（1）适应证。适应证为急慢性损伤、肌腱炎或腱鞘炎、术后瘢痕或其他因素导致的轻到中度正中神经卡压。

（2）推荐意见。Ⅰ级证据、A级推荐支持超声引导腕管综合征的激素注射治疗。

（3）注射技术。患者取坐位或仰卧位，掌心向上，腕下可垫软毛巾使腕部适度背屈。采用高频线阵探头，在腕横纹处横切显示正中神经和腕管横断面，可见正中神经异常增粗，通常横截面积大于 11 mm² 为异常，纵切面显示正中神经近端肿胀及压迫处 "凹槽征"。常规消毒后，采用平面外进针，避开正中神经。将注射针穿刺进入腕管内,注入 1.5 mL 镇痛液（图 3-14 和图 3-15）。

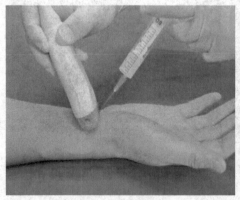

图 3-14 腕管注射

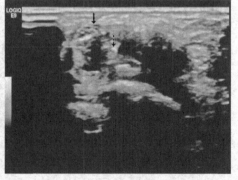

图 3-15 腕管注射超声影像
实线箭头示正中神经;虚线箭头示针尖

2. 腱鞘炎注射

（1）适应证。A_1 滑车狭窄性腱鞘炎,又被称为"扳机指"。

（2）推荐意见。Ⅱ级证据、B 级推荐推荐支持滑车狭窄性腱鞘炎的激素注射治疗。

（3）注射技术。患者取坐位或仰卧位,掌心向上。采用高频线阵探头,置于掌指关节水平屈肌腱和 A_1 滑车长轴方向,可见屈肌腱周围环绕的低回声带及 A_1 滑车远端增粗的肌腱和腱鞘。在长轴切面采用平面内进针法,由远侧向近侧进针,穿刺至 A_1 滑车深面、屈肌腱浅面,注入 1～2 mL 镇痛液（图 3-16 和图 3-17）。

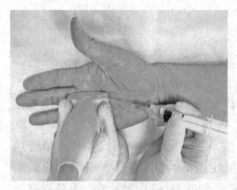

图 3-16 指屈肌腱腱鞘炎注射

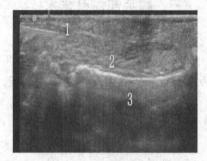

图 3-17 指屈肌腱腱鞘炎注射超声影像
1：A_1 滑车；2：指屈肌腱；3：指骨；
箭头示注射针

3. 腕关节/掌指关节/指间关节腔注射

（1）适应证。适应证为腕关节、掌指关节及指间关节退行性关节炎等。

（2）推荐意见。Ⅱ级证据、B级推荐支持腕关节、掌指关节及指间关节退行性关节炎的注射治疗。

（3）注射技术。患者取坐位或仰卧位，手置于桌面或床面，穿刺部位朝上。采用高频线阵探头，置于关节长轴切面，可见关节间隙增大、骨皮质不规则等表现，有时可见骨侵蚀或关节腔积液。采用平面外进针，渐入穿刺至关节间隙，局部注入镇痛液 0.5～1 mL（图 3-18 和图 3-19）。

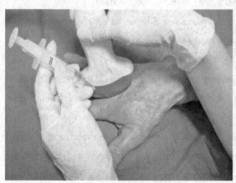

图 3-18　掌指关节注射

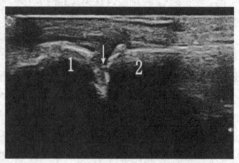

图 3-19　掌指关节注射超声影像
1：近端指骨；2：掌骨；箭头示针道

（张　杨）

参考文献

［1］SPINNER D A, KIRSCHNER J S, HERRERA J E. Atlas of ultrasound-guided musculoskeletal injections［M］. New York：springer, 2014.

［2］JACOBSON J A. Fundamentals of musculoskeletal ultrasound［M］. Amsterdam：Elsevier Health, 2013.

［3］MARTINOLI C. Musculoskeletal ultrasound：technical guidelines［J］. Insights Into Imaging, 2010, 1（3）：99-141.

［4］JACOBSON J A. 肌骨超声必读：原书第 2 版［M］. 北京：科学出版社, 2017.

［5］MALANGA G. 超声引导下肌骨介入治疗［M］. 北京：科学出版社, 2017.

［6］HASHIUCHI T, SAKURAI G, MORIMOTO M, et al. Accuracy of the biceps tendon sheath injection：ultrasound-guided or unguided injection? A randomized controlled trial［J］. Journal of Shoulder and Elbow Surgery Board of Trustees, 2011, 20（7）：1069-1073.

［7］PENG P, FRCPC, CHENG P. Ultrasound-guided interventional procedures in pain medicine. A review of anatomy, sonoanatomy, and procedures. Part Ⅲ：shoulder［J］. Regional Anesthesia and Pain Medicine, 2011, 36 (6): 592 – 605.

[8] WU T, SONG H X, DONG Y, et al. Ultrasound-guided versus blind subacromial-subdeltoid bursa injection in adult swith shoulder pain: a systematic review and meta-analysis [J]. Seminarsin Arthritis and Rheumatism, 2015, 45 (3): 374 – 378.

[9] FAWCETT R, GRAINGER P R, JAFARI E. Ultrasound-guided subacromialesubdeltoid bursa corticosteroid injections: a study of short-and long-term outcomes [J]. Clinical Radiology, 2018, 73 (8): 760. e7 – 760. e12.

[10] ABDEL-RAHMAN A, SATHISH R, NIGEL A. Ultrasound-guided shoulder girdle injections are more accurate and more effective than landmark-guided injections: a systematic review and meta-analysis [J]. Br J Sports Med, 2015, 49 (16): 1042 – 1049.

[11] MICHAEL K, ROSASC S, KWOND K, et al. A concise evidence-based physical examination for diagnosis of acromioclavicular joint pathology: a systematic review [J]. Phys Sportsmed. 2018, 46 (1): 98 – 104.

[12] KYLE T A, DAVID C L, IAN A, et al. Comparing the accuracy of ultrasound versus fluoroscopy in glenohumeral injections: a systematic review and meta-analysis [J]. J Clinical Ultrasound, 2014, 42 (7): 411 – 416.

[13] YOUNG W K, GERALD E, JOSEPH D, et al. Sodium hyaluronate for the treatment of chronic shoulder pain associated with glenohumeral osteoarthritis: a multicenter, randomized, double-blind, placebo-controlled trial [J]. J Shoulder Elbow Surg, 2013, 22 (5): 584 – 594.

[14] BLAINE T, MOSKOWITZ R, UDELL J, et al. Treatment of persistent shoulder pain with sodium hyaluronate. a randomized, controlled trial: a multicenter study [J]. J Bone Joint Surg Am, 2008, 90 (5): 970 – 979.

[15] IAGNOCCO A, COARI G. Usefulness of high resolution US in the evaluation of effusion in osteoarthritic first carpometacarpal joint [J]. Scand J Rheumatol, 2000, 29 (3): 170 – 173.

[16] RACASAN O, DUBERT T. The safest location for steroid injection in the treatment of carpal tunnel syndrome [J]. J Hand Surg Br, 2005, 30 (4): 412 – 414.

[17] GASTON R G, LARSEN S E, PESS G M, et al. The efficacy and safety of concurrent collagenase clostridium histolyticum injections for 2 dupuytren contractures in the same hand: a prospective, multicenter study [J]. J Hand Surg Am, 2015, 40 (10): 1963 – 1971.

[18] CHESTERTON L S, BLAGOJEVIC-BUCKNALL M, BURTON C, et al. The clinical and cost-effectiveness of corticosteroid injection versus night splints for carpal tunnel syndrome (INSTINCTS trial): an open-label, parallel group, randomized controlled trial [J]. Lancet, 2018, 392 (10156): 1423 – 1433.

[19] LEE D H, HAN S B, PARK J W, et al. Sonographically guided tendon sheath injections are more accurate than blind injections: implications for trigger finger treatment [J]. J Ultra-

sound Med, 2011, 30 (2): 197 – 203.

[20] SMITH J, WISNIEWSKI S J, FINNOFF J T, et al. Sonographically guided carpal tunnel injections: the ulnar approach [J]. J Ultrasound Med, 2008, 27 (10): 1485 – 1490.

[21] SIRICO F, RICCA F, DI MEGLIO F, et al. Local corticosteroid versus autologous blood injections in lateral epicondylitis: meta-analysis of randomized controlled trials [J]. Eur J Phys Rehabil Med, 2017, 53 (3): 483 – 491.

[22] PICHLER W, GRECHENIG W, GRECHENIG S, et al. Frequency of successful intra-articular puncture of finger joints: influence of puncture position and physician experience [J]. Rheumatology (Oxford), 2008, 47 (10): 1503 – 1505.

[23] VANVEEN K E, ALBLAS K C, ALONS I M, et al. Corticosteroid injection in patients with ulnar neuropathy at the elbow: a randomized, double-blind, placebo-controlled trial [J]. Muscle Nerve, 2015, 52 (3): 380 – 385.

[24] KROGH T P, BARTELS E M, ELLINGSEN T, et al. Comparative effectiveness of injection therapies in lateral epicondylitis: a systematic review and network meta-analysis of randomized controlled trials [J]. Am J Sports Med, 2013, 41 (6): 1435 – 1446.

[25] FIORINI H J, SANTOS J B, HIRAKAWA C K, et al. Anatomical study of the A_1 pulley: length and location by means of cutaneous landmarks on the palmar surface [J]. J Hand Surg Am, 2011, 36 (3): 464 – 468.

[26] NIEMELA T M, TULAMO R M, HIELM-BJORKMAN A K. A randomized, double-blinded, placebo-controlled clinical study on intra-articular hyaluronan treatment in equine lameness originating from the metacarpophalangeal joint [J]. BMC Vet Res, 2016, 12 (1): 60.

[27] CHEN P C, CHUANG C H, TU Y K, et al. A Bayesian network meta-analysis: Comparing the clinical effectiveness of local corticosteroid injections using different treatment strategies for carpal tunnel syndrome [J]. BMC Musculoskelet Disord, 2015, 16 (1): 363.

4 第四章　胸部注射技术

一、胸锁关节注射

（1）适应证。适应证为急性钝伤或慢性劳损所致的胸锁关节疼痛和功能障碍。

（2）推荐意见。Ⅲ级证据、C级推荐支持胸锁关节注射改善急性、慢性损伤所致的疼痛和功能障碍。

（3）超声引导胸锁关节注射技术。患者仰卧位，肩部放松，双上肢自然置于体侧，采用高频（10～15 MHz）探头。先触诊定位胸锁关节，常规消毒皮肤和探头。探头与关节长轴平行、置于关节上方。缓慢移动探头，直至可清晰显示胸骨柄、锁骨内侧端及胸锁关节，可见介于高回声的胸骨柄和锁骨内侧端之间的关节间隙。进一步应用彩色多普勒，显示靶点周围血流情况和拟定进针路径。确定关节腔位置后，采用平面外成像进针方式，在超声实时引导下调整进针方向，直至针尖进入关节腔。缓慢注入镇痛液 1.0～1.5 mL，可见药液呈低回声弥散。也可应用彩色多普勒观察药液弥散情况（图4-1和图4-2）。拔针，常规消毒和贴无菌敷贴。因胸锁关节腔较小，注意药液剂量应适当减少，避免损伤关节囊。

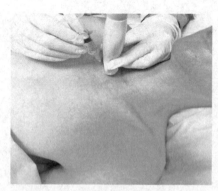

图4-1　超声引导胸锁关节注射

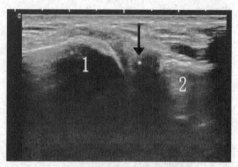

图4-2　超声引导胸锁关节注射超声影像

1：锁骨；2：胸骨柄；箭头示针尖

二、胸肋关节注射

(1) 适应证。适应证为急性钝伤（外伤、足球或篮球等碰撞体育活动）或慢性劳损所致的胸肋关节疼痛。

(2) 推荐意见。Ⅲ证据、D级推荐支持胸肋关节注射改善急性、慢性损伤所致的疼痛和功能障碍。

(3) 超声引导胸肋关节注射技术。患者仰卧位，肩部放松，双上肢自然置于体侧，采用高频（10～15 MHz）探头。先触诊定位胸肋关节，常规消毒皮肤和探头。探头与关节长轴平行、置于关节上方。缓慢移动探头，直至可清晰显示胸骨柄、肋软骨及胸肋关节，可见介于高回声的胸骨柄和肋软骨之间的关节间隙。进一步应用彩色多普勒显示靶点周围血流情况和拟定进针路径。确定关节腔位置后，采用平面外成像进针方式，在超声实时引导下调整进针方向，直至针尖进入关节腔。缓慢注入镇痛液1.0～1.5 mL，可见药液呈低回声弥散。也可应用彩色多普勒观察药液弥散情况（图4-3和图4-4）。拔针，常规消毒和贴无菌敷贴。

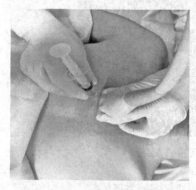

图4-3 超声引导胸肋关节注射

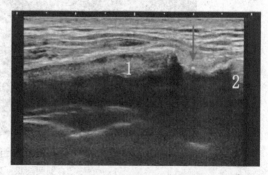

图4-4 超声引导胸肋关节注射超声影像
1：肋骨；2：胸骨。箭头示针尖

三、肋间神经阻滞

(1) 适应证。适应证为胸壁急慢性疼痛的诊断和治疗，如创伤后疼痛、带状疱疹后神经痛等。

(2) 推荐意见。Ⅲ证据、C级推荐支持肋间神经阻滞治疗外伤或带状疱疹后的神经痛。

(3) 超声引导肋间神经阻滞技术。患者仰卧位，肩部放松，双上肢自然置于体侧，采用高频（10～15 MHz）线性探头。先触诊定位靶点的肋间节段，常规消毒皮肤和探头。探头纵向置于疼痛处的肋骨和肋间。调整探头，可清晰显示肋骨、肋间隙肌肉、肋间血管和胸膜等结构。肋骨为高回声曲线，下方无声影。相邻肋骨间为肋间隙，可见三层肋间肌，由外至内分别为：肋间外肌、肋间内肌和肋间最内肌。应用彩色多普勒可见肋间内肌和肋间最内肌之间的肋间血管，旁边即为肋间神经。胸膜为肋间组织深方、随呼吸波动的高回声曲线（图4-5）。确定注射的靶点、测定皮肤至胸膜的深度及拟定进针路径。采用平面内进针方式，在超声实时引导下进针、并逐渐调整进针方向，直至针尖到达肋间内肌、靠近肋间血管处。此时，仔细回抽并缓慢注入少量镇痛液，利用水分离现象在实时超声检测下确定针尖位置，其深度应短于胸膜深度。缓慢注入镇痛液2～3 mL，可见药液呈低回声弥散（图4-6和图4-7）。拔针，常规消毒和贴无菌敷贴。

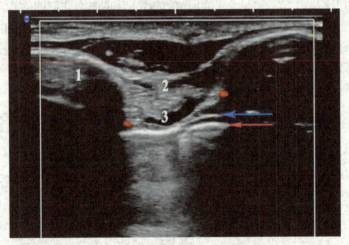

图4-5　肋骨及肋间组织超声影像
1：肋骨；2：肋间外肌；3：肋间内肌；
蓝色箭头示肋间最内肌；红色箭头示胸膜；彩色多普勒示肋间血管

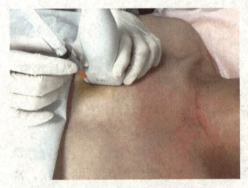

图4-6　超声引导肋间神经阻滞

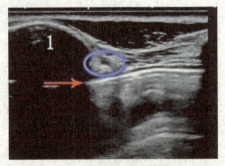

图4-7　肋间神经阻滞超声影像
1：肋骨；红色箭头示胸膜；蓝色圈示药液弥散

(4) 注意事项。在背部行肋间神经阻滞时,应在相应肋骨的下缘进行阻滞;而在前胸壁行肋间神经阻滞时,应在相应肋间隙的肋骨上缘和下缘分别进行阻滞。

四、胸椎椎旁阻滞

(1) 适应证。适应证为胸壁急性创伤性疼痛、胸神经根炎性疼痛、带状疱疹后神经痛、肋骨或胸椎骨折、癌痛等。

(2) 推荐意见。Ⅱ级证据、B级推荐支持胸椎椎旁阻滞治疗创伤或带状疱疹后的神经痛。

(3) 超声引导胸椎椎旁阻滞技术。患者俯卧位,肩部放松,双上肢自然置于体侧,采用低频(5~10 MHz)探头。先触诊定位靶点节段的胸椎椎旁间隙,常规消毒皮肤和探头。探头横向置于胸椎棘突处、缓慢向疼痛一侧移动。调整探头,可清晰显示胸椎棘突、椎板、横突和胸膜等结构。由内至外胸椎棘突、椎板和横突均为高回声,下方无声影。横突外侧、深部随呼吸波动的高回声曲线为胸膜。胸膜和肋横突韧带之间的楔形区域即为胸椎椎旁间隙(图4-8)。确定注射的靶点、测定皮肤至胸膜的深度及拟定进针路径。采用平面内进针方式,在超声实时引导下进针、并逐渐调整进针方向,直至针尖穿过肋横突韧带至胸椎椎旁间隙。此时,仔细回抽并缓慢注入少量镇痛液,利用水分离现象在实时超声检测下确定针尖位置,其深度应短于胸膜深度。缓慢注入

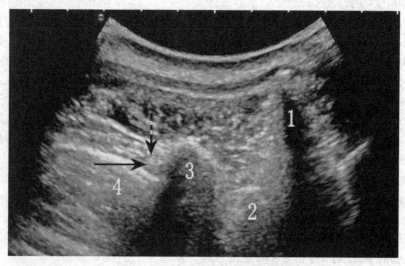

图4-8 胸椎椎旁间隙超声影像
1:棘突;2:椎板;3:横突;4:胸膜;实线箭头示胸椎椎旁间隙;虚线箭头示肋横突韧带

镇痛液6～10 mL，应用彩色多普勒技术可见药液弥散（图4-9和图4-10）。拔针，常规消毒和贴无菌敷贴。

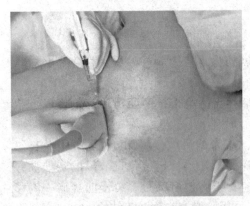

图4-9 超声引导胸椎椎旁阻滞

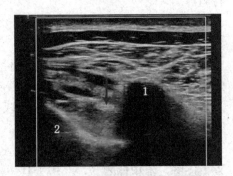

图4-10 胸椎椎旁阻滞超声影像
1：横突；2：胸膜；箭头示肋横突韧带；
彩色多普勒显示药液弥散

（伍少玲）

参考文献

[1] POURCHO A M, COLIO S W, HALL M M. Ultrasound-guided interventional procedures about the shoulder: anatomy, indications, and techniques [J]. Phys Med Rehabil Clin N Am, 2016, 27 (3): 555-572.

[2] POURCHO A M, SELLON J L, SMITH J. Sonographically guided sternoclavicular joint injection: description of technique and validation [J]. J Ultrasound Med, 2015, 34 (2): 325-331.

[3] SHANKAR H, EASTWOOD D. Retrospective comparison of ultrasound and fluoroscopic image guidance for intercostal steroid injections [J]. Pain Pract, 2010, 10 (4): 312-317.

[4] RICE D C, CATA J P, MENA G E, et al. Posterior intercostal nerve block with liposomal bupivacaine: an alternative to thoracic epidural analgesia [J]. Ann Thorac Surg, 2015, 99 (6): 1953-1960.

[5] D'ERCOLE F, ARORA H, KUMAR P A. Paravertebral block for thoracic surgery [J]. J Cardiothorac Vasc Anesth, 2018, 32 (2): 915-927.

[6] LEE H J, PARK H S, MOON H I, et al. Effect of ultrasound-guided intercostal nerve block versus fluoroscopy-guided epidural nerve block in patients with thoracic herpes zoster: a comparative study [J]. J Ultrasound Med, 2019, 38 (3): 725-731.

[7] KREDIET A C, MOAYERI N, VAN GEFFEN G J, et al. Different approaches to ultrasound-guided thoracic paravertebral block: an illustrated review [J]. Anesthesiology, 2015, 123

(2): 459-474.
[8] PETERSON C K, SAUPE N, BUCK F, et al. CT-guided sternoclavicular joint injections: description of the procedure, reliability of imaging diagnosis, and short-term patient responses [J]. AJR Am J Roentgenol, 2010, 195 (6): W435-W439.
[9] FUJII T, SHIBATA Y, BAN Y, et al. Catheterization in an ultrasound-guided thoracic paravertebral block using thoracoscopy [J]. Asian J Anesthesiol, 2017, 55 (1): 24-25.

第五章 腰骶臀部注射技术

一、腰神经根阻滞

(1) 适应证。适应证为：①椎管内外病变压迫脊神经根引起的疼痛。②脊神经根分布区的神经痛、癌性痛、软组织痛、创伤后疼痛等。

(2) 推荐意见。Ⅱ级证据、B级推荐支持选择性腰神经根阻滞治疗改善腰椎间盘突出症所致的根性痛。

(3) 超声定位。患者俯卧位，腹下垫薄枕。将低频超声探头沿脊柱长轴方向放置于后正中线上，通过棘突图像自下而上确定脊椎节段水平（图5-1和图5-2）。脊椎靶节段水平确定后，将超声探头旋转90°，获得脊柱短轴超声图像。识别横突，横突为竖脊肌深面近水平走行的高回声结构，其下伴有声影（图5-3和图5-4）。将超声探头缓慢向尾侧移动，可见位于横突深面、更靠近后正中线的椎板。椎板与关节突交界处是椎板下界，其深面即为椎间孔外口中部位置，是选择性腰神经根阻滞的穿刺靶点（图5-5和图5-6）。

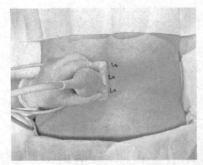 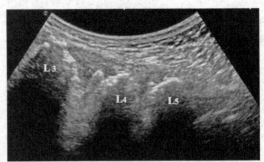

图5-1 腰骶部后正中线长轴探头位置
L_3：L_3棘突；L_4：L_4棘突；L_5：L_5棘突

图5-2 腰骶部后正中线长轴超声影像
L_3：L_3棘突；L_4：L_4棘突；L_5：L_5棘突

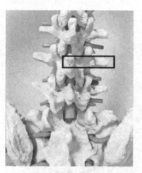

图 5-3 腰椎横突水平短轴探头放置位置
方框示探头位置

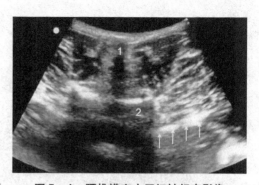

图 5-4 腰椎横突水平短轴超声影像
1：棘突；2：关节突；短实箭头示横突

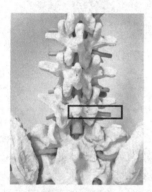

图 5-5 腰椎椎板水平短轴探头放置位置
方框示探头位置

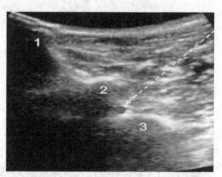

图 5-6 腰椎椎板水平短轴超声影像
1：棘突；2：椎板；3：椎体；圆点示椎间孔外口靶点；长虚箭头示模拟穿刺路径

（4）注射技术。局部消毒皮肤，采用超声短轴平面内引导方式，由外侧向内侧进针。接近椎间孔时进针宜慢，偶可因针尖触及神经而出现下肢放射性异感或不自主抽动。如果出现上述情况，需调整进针方向，从神经根上方或下方通过。针尖到达椎间孔外口后即停止进针，回抽无血、无脑脊液后可缓慢注射治疗药物（图 5-7）。需注意，穿刺针不应进入椎间孔外口太深，以防误注入椎间孔内的血管、神经根袖，或药液沿椎间孔进入椎管内引起广泛扩散，导致选择性腰神经根阻滞失败或出现并发症。

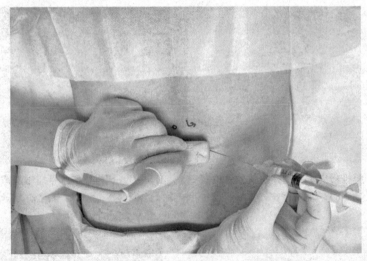

图5-7 选择性腰神经根阻滞（平面内注射法）

二、腰脊神经后支阻滞

（1）适应证。适应证为：①腰脊神经后支病变或受到炎症、牵拉、压迫等刺激而产生神经痛。②为鉴别腰痛原因而实施诊断性注射。

（2）推荐意见。Ⅱ级证据、B级推荐支持腰脊神经后支阻滞用于诊断和治疗。

（3）超声定位与注射。患者俯卧位，腹下垫薄枕。根据主诉、体征和影像学检查确定病变节段。穿刺引导可有多种入路方法，较为常用和安全的是短轴平面内引导法。在相应节段后正中线偏病变侧垂直于脊柱放置低频超声探头，获得患侧旁正中关节突-横突超声短轴图像。向头端轻移探头，显示出横突上缘根部与关节突关节外侧缘的交点，此即为腰脊神经后支总干的穿刺靶点（图5-8）。局部消毒皮肤，采用超声短轴平面内引导方式，由外侧向内侧进针。当针尖接近靶点时应缓慢进针，注意患者可能出现酸胀样异感。如果出现剧烈疼痛或放电样异感，意味着针尖可能刺入神经，需立即退针并调整进针方向。由于穿刺方向是由外向内，应注意针尖不应越过同侧关节突关节外侧缘连线，否则有进入椎间孔甚至硬膜囊的风险。穿刺到位后，常规回抽后，缓慢注射治疗药物。拔针后，局部压迫，防止血肿形成。

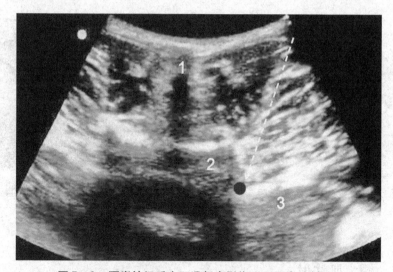

图5-8 腰脊神经后支阻滞超声影像（平面内注射法）
1：棘突；2：关节突；3：横突；圆点示腰脊神经后支靶点；长虚箭头示模拟穿刺路径

三、腰椎小关节注射

（1）适应证。适应证为腰椎小关节源性疼痛的诊断与治疗。

（2）推荐意见。Ⅲ级证据、D级推荐支持腰椎小关节注射。

（3）超声定位与注射。患者俯卧位，腹下垫薄枕。在病变节段后正中线偏患侧垂直于脊柱放置低频超声探头，获得患侧旁正中关节突-横突超声短轴图像。在此图像中，可以显示出上、下关节面，上关节突在外侧而下关节突在内侧。通过缓慢上下移动或倾斜探头，可以最佳显示小关节间隙。局部消毒皮肤，经外侧刺入穿刺针，在超声平面内沿预定路径深入穿刺，直至针尖进入关节突关节内。常规回抽后，注入0.5～1.0 mL治疗药液，注意可能存在一定的注射阻力。退出关节囊，于关节外也可注射2～4 mL药液（图5-9和图5-10）。拔针并局部压迫，防止血肿形成。

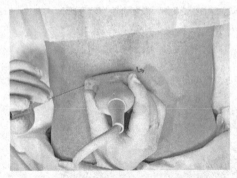

图5-9 腰椎关节突关节阻滞

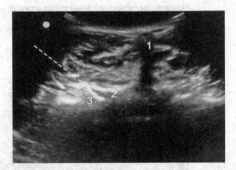

图5-10 腰椎关节突关节模拟穿刺超声影像
1：棘突；2：下关节突；3：上关节突；
长虚箭头示模拟穿刺路径

四、腰大肌注射

（1）适应证。适应证为：①治疗腰肌痉挛、劳损等原因导致的疼痛。②腰丛神经受累，如带状疱疹性神经痛或上位腰椎间盘突出等疼痛的治疗。

（2）推荐意见。Ⅲ级证据、D级推荐支持腰大肌注射改善腰丛神经受累所致的神经痛。

（3）超声定位与注射。患者俯卧位或侧卧位，侧卧时患侧在上。由于腰大肌间隙上下连通，药物注射其中后可以广泛扩散，又考虑到肾脏下极可能达到L_2椎体水平，因此常选择L_3—L_4或L_4—L_5横突间进行腰大肌间隙穿刺。保持L_4或L_5棘突水平，于后正中线偏向患侧与脊柱方向垂直放置探头，可以获得L_4或L_5横突超声图像。向头侧平移约1 cm，可以显示L_3—L_4或L_4—L_5横突间水平超声影像。屏幕上部的肌肉是竖脊肌，其深外侧为腰方肌，两肌肉交界处下方为腰大肌，腰大肌内侧低回声区域为椎体。局部消毒皮肤，采用平面内技术自外侧向内穿刺。到达腰大肌间隙后，常规回抽，缓慢注射治疗药物。超声下可观察到药液在腰大肌间隙内扩散。如果考虑腰大肌病变，也可行腰大肌内单点或多点注射（图5-11和图5-12）。

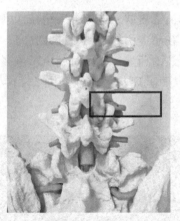

图 5-11 腰椎横突间隙短轴探头位置
方框示探头位置

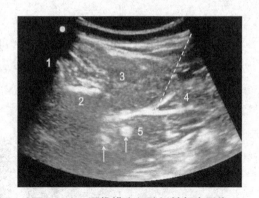

图 5-12 腰椎横突间隙短轴超声影像
1：棘突；2：关节突；3：竖脊肌；4：腰方肌；
5：腰大肌；短实箭头示腰丛神经，长虚箭头示
模拟穿刺路径

五、骶管注射

（1）适应证。适应证为腰骶部、会阴部和下肢疼痛性疾病的诊断和治疗。

（2）推荐意见。Ⅱ级证据、B级推荐支持骶管注射用于相关区域疼痛疾病的诊断和治疗。

（3）超声定位与注射。患者俯卧位，腹部垫薄枕减少腰椎前凸。先触诊确定两侧骶骨角，常规消毒皮肤，将超声探头横向置于两侧骶骨角之间，超声影像图表现为一个U型的双峰高信号，此两个高信号之间稍高回声区域为骶尾韧带，其深面低回声区域即为骶管（图5-13）。将探头旋转90°，可清晰显

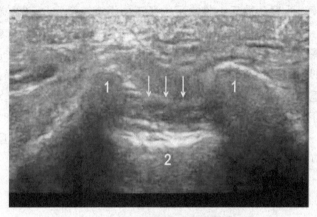

图 5-13 骶管短轴超声影像
1：骶骨角；2：骶骨；箭头示骶骨韧带

示骶裂孔、骶尾韧带、硬膜外腔和骶骨。局部消毒皮肤，选择合适路径，可采用脊柱长轴平面内或短轴平面外的方式进针。在超声引导下调整进针方向，可观察到穿刺针进入骶管，回抽无血和脑脊液后注入药液。注药时使用彩色多普勒观察骶管腔内区域，可见药物的注入和扩散而呈现花色信号（图5-14和图5-15）。

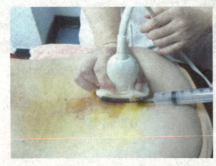

图5-14 超声引导骶管注射（长轴平面内）

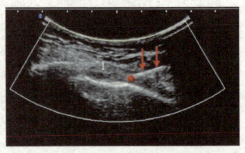

图5-15 骶管注射长轴超声影像
1：骶尾韧带；箭头示穿刺针

六、骶髂关节注射

（1）适应证。适应证为骶髂关节损伤性或炎症性疾病导致的疼痛。

（2）推荐意见。尚无足够的循证学依据评价骶髂关节腔内激素注射治疗腰骶部疼痛的临床效果。

（3）超声定位与注射。患者取俯卧位，髋关节下垫薄枕。注射部位皮肤消毒，将低频探头置于髂后上棘水平的骶正中嵴横断面上，可见高回声的骶正中嵴。随后，将超声探头向外侧移动，直至可见患侧髂后上棘和髂骨内侧缘。向尾侧移动探头，可见高耸的髂骨逐渐下降至与骶骨相平，骶骨外侧缘与髂骨内侧缘之间即为骶髂关节间隙（图5-16）。确认关节间隙后，局部消毒皮肤，从超声探头正中下方0.5～1.0 cm处进针，平面外引导下向关节内穿刺，调整针的方向穿刺进入骶髂关节。针尖进入关节间隙后，在超声实时观察下试注射少量药物，如果针尖位置合适，注射过程中会存在一定阻力，且药液不会反流分布于关节外（图5-17）。

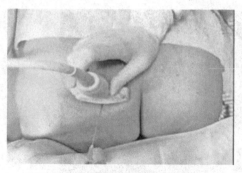

图 5-16 超声引导骶髂关节注射

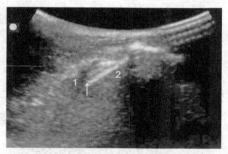

图 5-17 骶髂关节注射短轴超声影像
1：髂骨；2：骶骨；短实箭头示骶髂关节

七、梨状肌注射

（1）适应证。适应证为梨状肌炎症、痉挛或损伤等原因导致的梨状肌综合征。

（2）推荐意见。Ⅲ级证据、C级推荐支持梨状肌综合征的注射治疗。

（3）超声定位与注射。患者俯卧位，将低频超声探头横置于髂后上棘，向外侧缓慢移动直至观察到髂骨面。超声探头顺时针旋转25°，使其与梨状肌走向平行。沿大腿后正中线向尾侧缓慢移动超声探头，直至观察到坐骨切迹，可见臀大肌和梨状肌这两层肌肉。通过屈曲患侧膝关节并外旋和内旋髋关节，可以清晰地观察到梨状肌在臀大肌深面来回滑动。坐骨神经为高回声的扁平结构，可见其位于梨状肌深面或肌肉内，其内侧可见臀下动脉（图5-18）。确认坐骨神经后，常规皮肤消毒，采用平面内穿刺技术，从外侧或内侧进针，直至到达梨状肌内，但应避免针尖进入坐骨神经。当针尖到达理想位置后，仔细回抽，在超声实时引导下试验性注入少量药物（图5-19）。推注时阻力应该很小。再次确认针尖没有在坐骨神经内，缓慢注射剩余药物。

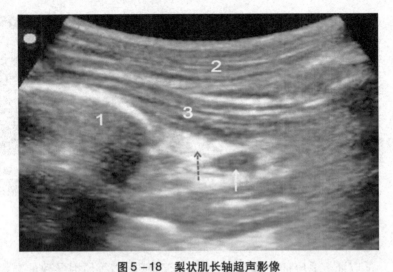

图5-18 梨状肌长轴超声影像
1：坐骨；2：臀大肌；3：梨状肌；虚线箭头示坐骨神经；实线箭头示臀下动脉

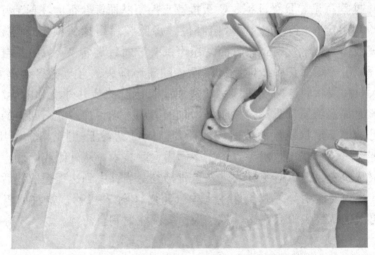

图5-19 超声引导梨状肌注射（平面内注射法）

（陈 辉）

八、腰交感神经阻滞技术

（1）适应证。适应证为骨盆和下肢的疼痛疾患，如反射性交感神经营养不良综合征、腰骶部皮肤带状疱疹神经痛、下肢灼性神经痛、幻肢痛等。

(2) 推荐意见。Ⅲ级证据、C 级推荐支持腰交感神经阻滞治疗骨盆和下肢的疼痛疾患。

(3) 超声定位与注射。患者取健侧卧位,将低频超声探头横置于 L_2—L_3 的水平方向,先显示 L_3 横突,然后,探头向头侧缓慢移动显示横突间声窗。探头略向前微调,识别和显示椎体侧缘、竖脊肌、腰大肌和腰方肌。应用彩色多普勒显示靶点及毗邻血管,拟定注射路径。采用平面内技术,从横突侧面进针,针尖直至椎体前外侧缘;回抽无血和脑脊液后,缓慢注入 0.75% 利多卡因注射液 8～10 mL,观察药液弥散情况及微调针尖位置。注药过程中仔细观察患者有无局部麻醉药中毒等症状。拔针,局部按压后,贴无菌敷贴(图 5 – 20 和图 5 – 21)。

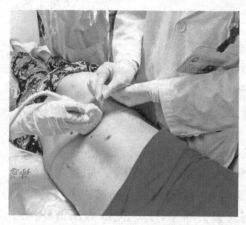

图 5 – 20　腰交感神经阻滞

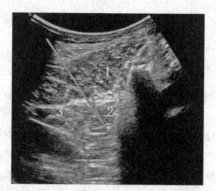

图 5 – 21　腰交感神经阻滞模拟超声影像
1:竖脊肌;2:腰大肌;3:腰方肌;
箭头示模拟路径

九、奇神经节阻滞

(1) 适应证。适应证为评价和治疗骨盆、会阴部、生殖器、直肠和肛门疼痛,包括术后痛、肿瘤压迫、皮肤带状疱疹或盆腔病变所致顽固性疼痛。

(2) 超声定位与注射。患者取俯卧位,腹部垫一薄枕,触诊确定骶骨和骶管,应用高频探头纵向置于骶管下端,按上述方向显示骶管长轴图像;然后,探头缓慢向尾端移动,显示尾骨和骶尾关节;采用斜面进针技术,细针与皮肤呈一定角度刺入,穿过骶尾关节,回抽无血和脑脊液后,可注入镇痛液 4～6 mL。注意针尖尽量沿骶尾关节壁进入,并注意进针深度,避免进入直肠(图 5 – 22 和图 5 – 23)。

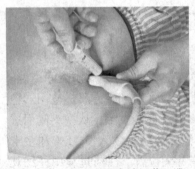
图5-22 超声引导奇神经节阻滞

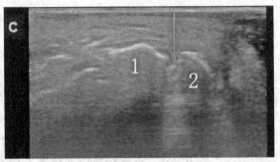
图5-23 奇神经节阻滞模拟超声影像
1：骶骨；2：尾骨；箭头示模拟路径

（马　超）

十、尿道外括约肌注射

（1）适应证。适应证为骶髓以上损伤所致的逼尿肌-尿道外括约肌收缩失协调，是骶髓以上损伤后常见的一种神经源性下尿道功能障碍。

（2）推荐意见。Ⅱ级证据、B级推荐支持尿道外括约肌肉毒毒素注射治疗逼尿肌-尿道外括约肌收缩失协调。

（3）男性尿道外括约肌的超声定位和注射技术。患者取仰卧截石位（膀胱充盈情况下），以男性为例。高频超声探头横向置于会阴部，阴囊和肛门之间，通过会阴部扫查膀胱、前列腺、尿道外括约和尿道，仔细辨认前列腺和尿道外括约肌。超声可清晰显示：位于前列腺尖部和后尿道之间为尿道外括约肌，呈典型的肌纤维超声表现。常规消毒皮肤，一般应用超声穿刺探头，以探头为中心、尿道外括约肌的3点和9点位置为靶点，彩色多普勒显示靶点周围血管、神经及选择合适进针路径，避免穿过后尿道，测定皮肤至尿道外括约肌靶点距离。同时，调整超声探头和进针方向，直到获得较好的针尖超声信号，至靶点回抽无血后，注入药液（图5-24和图5-25）。A型肉毒毒素注射总剂量一般为100 U/2.0 mL。

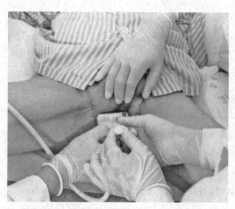

图 5-24 超声引导尿道外括约肌注射

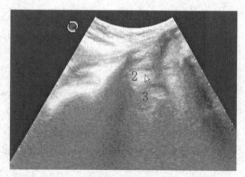

图 5-25 尿道外括约肌注射超声影像
1：后尿道；2：尿道外括约肌；3：前列腺；
箭头示针尖及药物弥散

（伍少玲）

参考文献

［1］马辉，许华. 超声引导下疼痛注射技术图解［M］. 上海：科学技术出版社，2016.

［2］丁文龙，刘学政. 系统解剖学［M］. 9 版. 北京：人民卫生出版社，2018.

［3］HURDLE M F. Ultrasound-guided spinal procedures for pain: a review［J］. Phys Med Rehabil Clin N Am, 2016, 27（3）: 673-686.

［4］BEVILACQUA A E, DIZ V A, CURT N F, et al. Ultrasound-guided piriformis muscle injection. A new approach［J］. Rev Esp Anestesiol Reanim, 2016, 63（10）: 594-598.

［5］SHIM J K, MOON J C, YOON K B, et al. Ultrasound-guided lumbar medial-branch block: a clinical study with fluoroscopy control［J］. Reg Anesth Pain Med, 2006, 31（5）: 451-454.

［6］RAUCH S, KASUYA Y, TURAN A, et al. Ultrasound-guided lumbar medial branch block in obese patients: a fluoroscopically confirmed clinical feasibility study［J］. Reg Anesth Pain Med, 2009, 34（4）: 340-342.

［7］CHEN C P, LEW H L, TSAI W C, et al. Ultrasound-guided injection techniques for the low back and hip joint［J］. Am J Phys Med Rehabil, 2011, 90（10）: 860-867.

［8］TEKINDUR S, YETIM M, KILICKAYA O. Ultrasound-guided facet block［J］. Braz J Anesthesiol, 2016, 66（6）: 664.

［9］KIRCHMAIR L, ENTNER T, KAPRAL S, et al. Ultrasound guidance for the psoas compartment block: an imaging study［J］. Anesth Analg, 2002, 94（3）: 706-710.

［10］KIM D H, PARK J H, LEE S C. Ultrasonographic evaluation of anatomic variations in the sacral hiatus: implications for caudal epidural injections［J］. Spine（Phila Pa 1976）, 2016, 41（13）: E759-E763.

[11] KIM D, CHOI D, KIM C, et al. Transverse process and needles of medial branch block to facet joint as landmarks for ultrasound-guided selective nerve root block [J]. Clin Orthop Surg, 2013, 5 (1): 44 -48.

[12] CHANG K V, LIN C P, LIN C S, et al. Sonographic tracking of trunk nerves: essential for ultrasound-guided pain management and research [J]. J Pain Res, 2017, 10: 79 -88.

[13] ILFELD B M, LOLAND V J, MARIANO E R. Prepuncture ultrasound imaging to predict transverse process and lumbar plexus depth for psoas compartment block and perineural catheter insertion: a prospective, observational study [J]. Anesth Analg, 2010, 110 (6): 1725 -1728.

[14] BIRKENMAIER C, VEIHELMANN A, TROUILLIER H H, et al. Medial branch blocks versus pericapsular blocks in selecting patients for percutaneous cryodenervation of lumbar facet joints [J]. Reg Anesth Pain Med, 2007, 32 (1): 27 -33.

[15] JEONG H S, LEE G Y, LEE E G, et al. Long-term assessment of clinical outcomes of ultrasound-guided steroid injections in patients with piriformis syndrome [J]. Ultrasonography, 2015, 34 (3): 206 -210.

[16] HUSSAIN A, ERDEK M. Interventional pain management for failed back surgery syndrome [J]. Pain Pract, 2014, 14 (1): 64 -78.

[17] MANCHIKANTI L, STAATS P S, SINGH V, et al. Evidence-based practice guidelines for interventional techniques in the management of chronic spinal pain [J]. Pain Physician, 2003, 6 (1): 3 81.

[18] ABDI S, DATTA S, TRESCOT A M, et al. Epidural steroids in the management of chronic spinal pain: a systematic review [J]. Pain Physician, 2007, 10 (1): 185 -212.

[19] CAPDEVILA X, MACAIRE P, DADURE C, et al. Continuous psoas compartment block for postoperative analgesia after total hip arthroplasty: new landmarks, technical guidelines, and clinical evaluation [J]. Anesth Analg, 2002, 94 (6): 1606 -1613.

[20] FABREGAT G, ROSELLO M, ASENSIO-SAMPER J M, et al. Computer-tomographic verification of ultrasound-guided piriformis muscle injection: a feasibility study [J]. Pain Physician, 2014, 17 (6): 507 -513.

[21] STACK J D, BERGAMINO C, SANDERS R, et al. Comparison of two ultrasound-guided injection techniques targeting the sacroiliac joint region in equine cadavers [J]. Vet Comp Orthop Traumatol, 2016, 29 (5): 386 -393.

[22] LU R, SHEN C, YANG C, et al. Comparison of lumbar plexus block using the short axis in-plane method at the plane of the transverse process and at the articular process: a randomized controlled trial [J]. BMC Anesthesiol, 2018, 18 (1): 17.

[23] KAO S C, LIN C S. Caudal epidural block: an updated review of anatomy and techniques [J]. Biomed Res Int, 2017, 2017: 9217145.

[24] PERRY J M, COLBERG R E, DAULT S L, et al. A cadaveric study assessing the accuracy

of ultrasound-guided sacroiliac joint injections [J]. PM R, 2016, 8 (12): 1168-1172.
[25] CHEN S L, BIH L I, CHEN G D, et al. Comparing a transrectal ultrasound-guided with a cystoscopy-guided botulinum toxin a injection in treating detrusor external sphincter dyssynergia in spinal cord injury [J]. Am J Phys Med Rehabil, 2011, 90 (9): 723-730.
[26] SCHURCH B, HODLER J, RODIC B. Botulinum A toxin as a treatment of detrusor-sphincter dyssynergia in patients with spinal cord injury: MRI controlled transperineal injections [J]. J Neurol Neurosurg Psychiatry, 1997, 63 (4): 474-476.

6 第六章 下肢注射技术

一、髋部注射技术

1. 股神经阻滞

（1）适应证。适应证为股神经支配的大腿和膝关节前侧、隐神经支配的小腿和足内侧的神经病理性疼痛。

（2）推荐意见。Ⅱ级证据、B级推荐支持超声引导下股神经阻滞用于镇痛治疗。

（3）超声定位和注射。患者仰卧位，下肢处于中立位，暴露腹股沟区。采用高频线阵探头（6～13 MHz）。将超声探头平行腹股沟韧带置于腹股沟上，识别股动脉，然后，横向移动，使股动脉保持在屏幕内。股神经通常在股动脉外侧，横断面超声显像为回声稍高的梭形结构。采用平面内注射技术，在探头外侧端进针，将镇痛药物约 4 mL 注射在股神经周围，使镇痛药物包绕股神经（图 6-1 和图 6-2）。

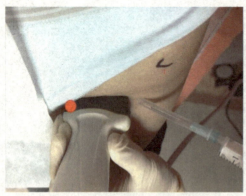

图 6-1 超声引导股神经阻滞

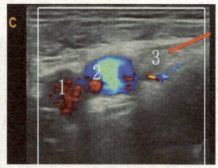

图 6-2 股神经阻滞超声影像
1：股静脉；2：股动脉；3：股神经；红色线示进针路径

2. 股外侧皮神经阻滞

（1）适应证。适应证为感觉异常的股痛，股外侧皮神经支配区域的神经病理性疼痛。

（2）推荐意见。Ⅲ级证据、C级推荐支持超声引导下股外侧皮神经阻滞用于镇痛治疗。

（3）超声定位和注射。患者取仰卧位，下肢处于中立位，暴露腹股沟及髂前上棘区域，采用高频线阵探头（6～13 MHz）。将超声探头沿着腹股沟韧带放置，探头的一端置于在髂前上棘上，髂前上棘在超声图像中显示为一高回声声影。将探头逐渐向内向下移动来辨认神经，股外侧皮神经在超声图像中显示为缝匠肌上方筋膜间的一个筛网样高回声结构。采用平面内注射技术，穿刺针从探头外侧端进针。当针尖到达筋膜内接近神经时，注入镇痛药约 3 mL（图 6-3 和图 6-4）。

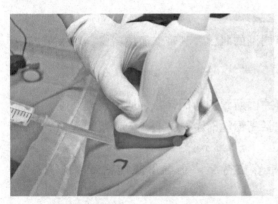

图 6-3　超声引导股外侧皮神经阻滞

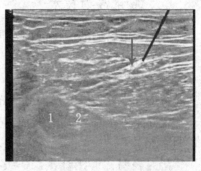

图 6-4　股外侧皮神经阻滞超声影像
1：股动脉；2：股神经；
箭头示股外侧皮神经；实线示进针路径

3. 髋关节腔注射

（1）适应证。适应证为髋关节骨性关节炎，及创伤、供血障碍、营养代谢障碍、关节负重力线不正、关节畸形等所致的髋关节痛。

（2）推荐意见。Ⅱ级证据、B级推荐支持超声引导髋关节骨性关节炎的髋关节腔注射治疗。

（3）超声定位和注射。患者取仰卧位，髋关节置于中立位，触诊腹股沟区标记股动脉、股静脉体表位置。超声探头长轴与股骨头和股骨颈平行，置于髋关节上方，显示股骨头、髋臼和髋关节腔。常规消毒后，采用平面外注射方式，将注射针（长针）穿刺进入关节腔内，注入镇痛液 3 mL，多普勒超声显示镇痛液在关节腔内弥散（图 6-5 和图 6-6）。

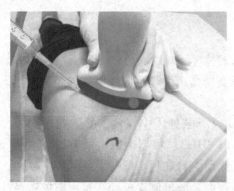

图6-5 超声引导髋关节腔注射

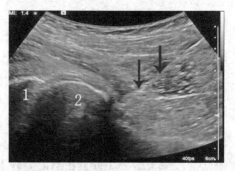

图6-6 髋关节腔注射超声影像
1：髋臼；2：股骨头；箭头示针道

（栗　晓）

二、膝部注射技术

膝部常注射的部位包括膝关节周围的肌腱、韧带、髌周滑囊，膝关节腔内及腘窝囊肿。

1. 膝周韧带、肌腱注射

适应证为外伤、劳损、退变等原因所致的膝周韧带、肌腱炎性病变，在保守治疗效果不佳时予注射治疗，包括高糖注射液、富血小板血浆、臭氧、小剂量激素等。

研究表明，Ⅲ级证据、C级推荐支持超声引导下膝周韧带、肌腱注射治疗。

（1）鹅足肌腱注射。注射技术为：患者取仰卧位，高频线阵探头长轴沿鹅足肌腱走行放置。消毒局部皮肤，采用平面内进针的方式从肌腱远端进针，注意进针角度，避免进针过深。待显示屏上清晰可见注射针尖到达肌腱表面时，回抽无血后进行注射，可见药物在肌腱表面弥散。每点注射药物1.5～2.0 mL，注射完成后，拔出注射针，消毒并覆盖敷料贴（图6-7和图6-8）。

（2）膝内侧副韧带注射。注射技术为：患侧卧位，患膝在下，健侧下肢置于患肢后方，取自然舒适位置放置。采用高频线阵超声探头确认待注射位置并进行体表标记。超声探头与韧带走行方向水平放置，采用平面内进针的方式操作。消毒拟注射点皮肤。为方便操作，建议从韧带附着点近端进针。穿刺针由韧带近端向远端刺入皮肤。调整穿刺针和超声探头位置，待显示屏上显示穿刺针针尖到达病灶部位，回抽无血后进行注射。每点注射1.5～2.0 mL。注射完成后，拔出注射针，消毒并覆盖敷料贴（图6-9和图6-10）。

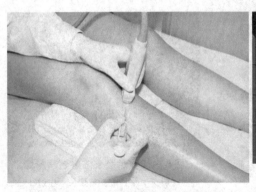

图6-7 超声引导鹅足肌腱注射
（长轴-平面内）

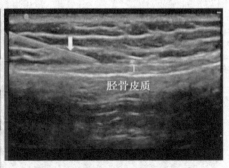

图6-8 鹅足肌腱注射超声影像
1：鹅足肌腱；箭头示注射针

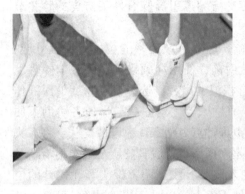

图6-9 超声引导膝内侧副韧带注射
（长轴-平面内）

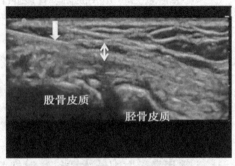

图6-10 膝内侧副韧带注射超声影像
双箭头示膝内侧副韧带；单箭头示注射针

（3）髂胫束附着点注射。注射技术为：患者取健侧卧位，患膝在上，伸髋伸膝位，健侧下肢取自然舒适位置放置。使用高频线性超声探头先确认待注射位置并进行体表标记，超声探头与肌腱走行方向水平。消毒拟注射点局部皮肤。为了便于操作，可选择从韧带附着点远端或近端进针。建议采用平面内进针的方式来进行注射。注意调整穿刺针和超声探头位置，待显示屏上清晰显示针尖到达病灶部位，回抽无血后再进行注射。每点注射药物1.5～2.0 mL。注射完成后，拔出注射针，消毒并覆盖敷料贴（图6-11和图6-12）。

2. 膝关节腔注射

（1）髌上囊注射。

A. 适应证。适应证为退变、外伤、劳损等多种原因导致的膝关节腔内病变，需进行膝关节腔内药物治疗的患者。为减少对膝关节软骨的损伤及避免不

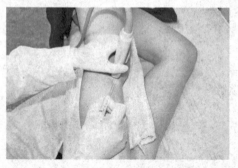

图 6-11 超声引导髂胫束附着点注射

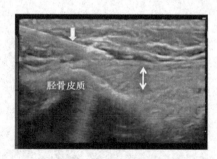

图 6-12 髂胫束注射超声影像
双箭头示髂胫束；单箭头示注射针

必要的穿刺损伤，髌上囊已成为膝关节腔内安全、有效注射的常规首选部位。

B. 推荐意见。Ⅱ级证据、B 级推荐支持超声引导膝骨性关节炎的膝关节腔注射治疗。

C. 超声定位与注射。患者取平卧位，患侧下肢置中立位，避免髋外旋；膝下垫薄枕，保持患膝屈 20°～30°。注射前，使用高频线阵探头置于髌骨上方 2～3 cm 距离内扫查。对于髌上囊有积液的患者，选择积液厚度最深处作为拟进针点；对于无明显积液的患者，通过患者主动屈膝或操作者协助下屈膝，确认髌上囊间隙，在局部皮肤标注拟进针点。消毒注射区域皮肤。将探头长轴垂直股骨长轴走行方向放置，调整超声探头，待股骨皮质及滑囊均清晰显示后，采用平面内进针方式将注射针刺入皮肤，注意调整探头和注射针的位置，待屏幕上清晰显示注射针针尖位置处于髌上囊内时，若有积液，可将积液抽完后再进行注射。每点注入 4～5 mL。注射完成后，拔出注射针，消毒并覆盖敷料（图 6-13 和图 6-14）。

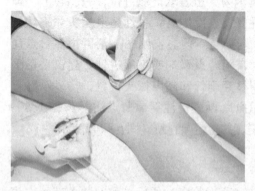

图 6-13 超声引导髌上囊注射

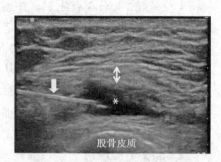

图 6-14 髌上囊注射超声影像
双箭头示股四头肌肌腱；星号示髌上囊；
单箭头示注射针

(2) 腘窝囊肿注射。

A. 适应证。适应证为腘窝囊肿。

B. 推荐意见。Ⅲ级证据、C级推荐支持超声引导下腘窝囊肿抽液和注射治疗。

C. 超声定位与注射。患者取俯卧位，患下肢伸髋伸膝，置中立位，患侧靠近操作者，可将薄枕垫于患者胸前以增加舒适度。注射前，使用高频线阵探头在腘窝中线内侧进行扫查。选择腘窝囊肿积液厚度最深处作为注射时探头放置最佳平面，在局部皮肤标注拟进针点。消毒注射区域皮肤。采用平面内进针，将探头长轴平行于股骨长轴方向放置，由下肢近端向远端刺入皮肤。待屏幕上清晰显示注射针针尖位置处于腘窝囊肿内时，将积液抽完再注射。每点注入 2～3 mL，注射完成后，拔出注射针，消毒并覆盖敷料（图6-15和图6-16）。

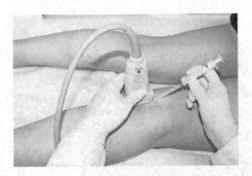

图6-15 超声引导腘窝囊肿注射

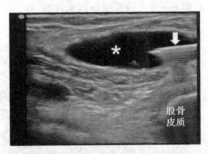

图6-16 腘窝囊肿注射超声影像

星号示腘窝囊肿；箭头示注射针

（姜 丽）

三、踝足部注射技术

1. 跟腱或跟腱旁组织注射

（1）适应证。适应证为跟腱病、炎症性跟腱旁组织病，经休息、物理治疗等措施后症状无明显改善。是否在腱旁注射皮质类固醇类激素尚存在争议，因而有学者提出注射富含血小板的血浆及或25%的葡萄糖。

（2）推荐意见。Ⅲ级证据、D级推荐支持跟腱或跟腱旁组织注射治疗。

（3）超声定位与注射。患者取俯卧位，脚悬于床尾，高频探头显示跟腱病变较明显区域，采用平面内成像方式进针，可选用横切面由内侧向外侧（图6-17），或在纵切面由近端向远端的进针方式，注意避开踝关节内侧的胫神经、胫后动脉，或踝关节外侧的腓肠神经、小隐静脉，针尖进入位于跟腱后方的腱旁组织（图6-18）或跟腱深方（图6-19），回抽无血后注入药液。

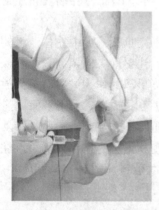

图6-17 超声引导跟腱注射

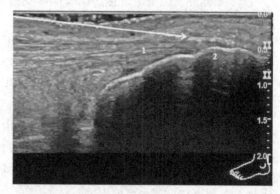

图6-18 跟腱旁组织注射超声影像（长轴）
1：跟腱；2：跟骨；箭头示针道

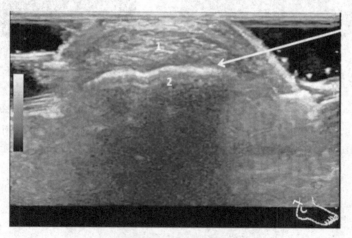

图6-19 跟腱组织注射超声影像（短轴）
1：跟腱；2：跟骨；箭头示针道

2. 踝关节腔注射

（1）适应证。适应证为胫距关节急性创伤。关节腔抽液有利于炎性关节炎或感染性关节炎的诊断、治疗。关节腔注药有助于治疗炎性关节炎、关节疼痛。一般情况下，对于骨关节炎，可注射透明质酸钠；对于炎性关节炎，可注射皮质类固醇类药物，但需先排除感染性关节炎。

（2）推荐意见。Ⅱ级证据、B级推荐支持超声引导下踝关节腔注射治疗。

(3) 超声定位与注射。患者取平卧或坐位，屈膝 90°，脚平踩在床上，踝关节跖屈 30°～45°以增大前踝关节间隙，高频探头（10～15 MHz）置于踝关节前方、胫骨前肌腱内侧，以避开肌腱、胫前动脉和腓深神经，长轴切面显示前踝关节腔，即胫距关节腔，由远端向近端在距骨圆顶的弧形表面穿刺。针尖进入关节囊后，回抽无血后注入药液，超声下可见药物在关节腔内弥散（图 6-20 和图 6-21）。

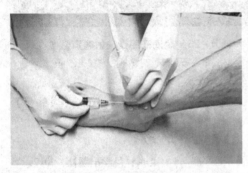

图 6-20　超声引导胫距关节腔注射（长轴）

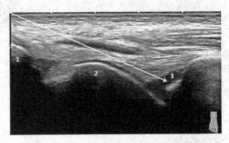

图 6-21　胫距关节腔注射超声影像
1：胫骨下端；2：距骨圆顶；3：胫距关节腔；箭头示针道

3. 足底筋膜注射

（1）适应证。适应证为足底筋膜炎，并经休息、改变活动方式、康复理疗等措施后症状仍无明显改善的持续性疼痛患者。

（2）推荐意见。Ⅱ级证据、B 级推荐支持足底跖腱膜注射可显著减轻疼痛，减少病变的跖腱膜厚度。

（3）超声引导与注射。患者取俯卧或侧卧位，采用高频探头（10～15 MHz），在横切面将探头置于足底跟骨上，轻轻向远端滑动探头，显示病变跖腱膜区域。采用平面内成像方式进针，因病变位置多位于内侧，故建议采用由内向外的进针方向，在超声引导下实时调整角度，观察穿刺针进入跖腱膜与跟骨附着处之间。回抽无血后注入药液，超声下可见药物在局部弥散（图 6-22 和图 6-23）。

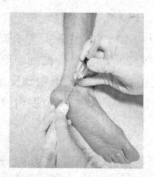

图6-22 超声引导足底筋膜炎注射（短轴）

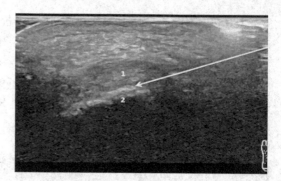

图6-23 足底筋膜炎注射超声影像
1：足底跖腱膜；2：跟骨；箭头示针道

（刘红梅）

参考文献

[1] JACOBSON J A. 肌骨超声必读［M］. 2版. 王月香,译. 北京：科学出版社,2017.

[2] 中国医师协会超声医师分会. 中国肌骨超声检查指南［M］. 北京：人民卫生出版社,2017.

[3] LUEDERS D R, SMITH J, SELLON J L. Ultrasound-guided knee procedures［J］. Phys Med Rehabil Clin N Am, 2016, 27（3）：631-648.

[4] SONEJI N, PENG P W. Ultrasound-guided interventional procedures in pain medicine：a review of anatomy, sonoanatomy, and procedures：part Ⅵ：ankle joint［J］. Reg Anesth Pain Med, 2016, 41（1）：99-116.

[5] KROGH T P, ELLINGSEN T, CHRISTENSEN R, et al. Ultrasound-guided injection therapy of achilles tendinopathy with platelet-rich plasma or saline：a randomized, blinded, placebo-controlled trial［J］. Am J Sports Med, 2016, 44（8）：1990-1997.

[6] CHEN C P, LEW H L, TSAI W C, et al. Ultrasound-guided injection techniques for the low back and hip joint［J］. Am J Phys Med Rehabil, 2011, 90（10）：860-867.

[7] HOEBER S, ALY A R, ASHWORTH N, et al. Ultrasound-guided hip joint injections are more accurate than landmark-guided injections：a systematic review and meta-analysis［J］. Br J Sports Med, 2016, 50（7）：392-396.

[8] YU B, HE M, CAI G Y, et al. Ultrasound-guided continuous femoral nerve block vs continuous fascia iliaca compartment block for hip replacement in the elderly：A randomized controlled clinical trial（CONSORT）［J］. Medicine（Baltimore）, 2016, 95（42）：e5056.

[9] KIM H Y, BYEON G J, CHO H J, et al. A comparison of ultrasound alone vs ultrasound with nerve stimulation guidance for continuous femoral nerve block in patients undergoing total knee arthroplasty［J］. J Clin Anesth, 2016, 32（1）：274-280.

[10] SITES B D, BEACH M L, CHINN C D, et al. A comparison of sensory and motor loss after a femoral nerve block conducted with ultrasound versus ultrasound and nerve stimulation [J]. Reg Anesth Pain Med, 2009, 34 (5): 508-513.

[11] NIELSEN T D, MORIGGL B, BARCKMAN J, et al. The lateral femoral cutaneous nerve: description of the sensory territory and a novel ultrasound-guided nerve block technique [J]. Reg Anesth Pain Med, 2018, 43 (4): 357-366.

[12] SHTEYNBERG A, RIINA L H, GLICKMAN L T, et al. Ultrasound guided lateral femoral cutaneous nerve (LFCN) block: safe and simple anesthesia for harvesting skin grafts [J]. Burns, 2013, 39 (1): 146-149.

[13] FINNOFF J T, NUTZ D J, HENNING P T, et al. Accuracy of ultrasound-guided versus unguided pes anserinus bursa injections [J]. PMR, 2010, 2 (8): 732-739.

[14] LEE J H, LEE J U, YOO S W. Accuracy and efficacy of ultrasound-guided pes anserinus bursa injection [J]. J Clin Ultrasound, 2019, 47 (2): 77-82.

[15] SCHEIN A, MATCUK G, PATEL D, et al. Structure and function, injury, pathology, and treatment of the medial collateral ligament of the knee [J]. Emerg Radiol, 2012, 19 (6): 489-498.

[16] DRUMM O, CHAN O, MALLIARAS P, et al. High-volume image-guided injection for recalcitrant medial collateral ligament injuries of the knee [J]. Clin Radiol, 2014, 69 (5): e211-e215.

[17] ELLIS R, HING W, REID D. Iliotibial band friction syndrome: a systematic review [J]. Man Ther, 2007, 12 (3): 200-208.

[18] BUM P Y, AH C W, KIM Y K, et al. Accuracy of blind versus ultrasound-guided suprapatellar bursal injection [J]. J Clin Ultrasound, 2012, 40 (1): 20-25.

[19] KOROGLU M, CALLIOGLU M, ERIS H N, et al. Ultrasound guided percutaneous treatment and follow-up of Baker's cyst in knee osteoarthritis [J]. Eur J Radiol, 2012, 81 (11): 3466-3471.

[20] HAN Y, HUANG H, PAN J, et al. Meta-analysis comparing platelet-rich plasma vs hyaluronic acid injection in patients with knee osteoarthritis [J]. Pain Med, 2019, 0 (0): 1-12.

[21] HAN Y H, HUANG H T, PAN J K, et al. Comparison of platelet-rich plasma vs hyaluronic acid injections in patients with knee osteoarthritis: a protocol for a systematic review and meta-analysis [J]. Medicine (Baltimore), 2018, 97 (44): e13049.

[22] SMITH C, PATEL R, VANNABOUATHONG C, et al. Combined intra-articular injection of corticosteroid and hyaluronic acid reduces pain compared to hyaluronic acid alone in the treatment of knee osteoarthritis [J]. Knee Surg Sports Traumatol Arthrosc, 2019, 27 (6): 1974-1983.

[23] LEIGHTON R, FITZPATRICK J, SMITH H, et al. Systematic clinical evidence review of

NASHA (Durolane hyaluronic acid) for the treatment of knee osteoarthritis [J]. Open Access Rheumatol, 2018, 10 (1): 43 -54.

[24] ZHANG H F, WANG C G, LI H, et al. Intra-articular platelet-rich plasma versus hyaluronic acid in the treatment of knee osteoarthritis: a meta-analysis [J]. Drug Des Devel Ther, 2018, 12 (1): 445 -453.

[25] RAN J, YANG X, REN Z, et al. Comparison of intra-articular hyaluronic acid and methylprednisolone for pain management in knee osteoarthritis: a meta-analysis of randomized controlled trials [J]. Int J Surg, 2018, 53: 103 -110.

[26] CHAN B Y, LEE K S. Ultrasound intervention of the lower extremity/pelvis [J]. Radial Clin North Am, 2018, 56 (6): 1035 -1046.

[27] BEARD N M, GOUSSE R P. Current ultrasound application in the foot and ankle [J]. Orthop Clin North Am, 2018, 49 (1): 109 -121.

[28] CHANG K V, HSIAO M Y, CHEN W S, et al. Effectiveness of intra-articular hyaluronic acid for ankle osteoarthritis treatment: a systematic review and meta-analysis [J]. Arch Phys Med Rehabil, 2013, 94 (5): 951 -960.

[29] DEGROOT H R, UZUNISHVILI S, WEIR R, et al. Intra-articular injection of hyaluronic acid is not superior to saline solution injection for ankle arthritis: a randomized, double-blind, placebo-controlled study [J]. J Bone Joint Surg Am, 2012, 94 (1): 2 -8.

[30] WITTEVEEN A G, SIEREVELT I N, BLANKEVOORT L, et al. Intra-articular sodium hyaluronate injections in the osteoarthritic ankle joint: effects, safety and dose dependency [J]. Foot Ankle Surg, 2010, 16 (4): 159 -163.

[31] YANG W Y, HAN Y H, CAO X W, et al. Platelet-rich plasma as a treatment for plantar fasciitis: a meta-analysis of randomized controlled trials [J]. Medicine (Baltimore), 2017, 96 (44): e8475.

[32] SINGH P, MADANIPOUR S, BHAMRA J S, et al. A systematic review and meta-analysis of platelet-rich plasma versus corticosteroid injections for plantar fasciopathy [J]. Int Orthop, 2017, 41 (6): 1169 -1181.

[33] XIONG Y, WU Q, MI B, et al. Comparison of efficacy of shock-wave therapy versus corticosteroids in plantar fasciitis: a meta-analysis of randomized controlled trials [J]. Arch Orthop Trauma Surg, 2019, 139 (4): 529 -536.

第七章 肢体痉挛肉毒毒素注射

一、上肢痉挛注射

研究表明，Ⅰ级证据、A级推荐支持A型肉毒毒素注射治疗改善上运动神经元损害所致的上肢痉挛状态。

1. 肩部痉挛注射

（1）适应证。适应证为脑损伤后（如脑卒中、脑外伤、脑瘫）上肢肌肉痉挛。肩关节内收内旋，经常注射的肩部肌肉包括胸大肌、背阔肌、大圆肌、肩胛下肌。

（2）胸大肌定位与注射技术。患者取卧位，超声探头放置于同侧腋前襞内上方，探头方向与脊柱中线呈60°（图7-1）。在图7-2中，第一层肌肉为胸大肌，其下为胸小肌。被动内收外展肩关节，可见胸大肌随运动收缩的影像（图7-2）。剂量为50～200 U，注射点为2～6个。注意进针深度，要在肋骨的上方注射，以避免气胸的发生。

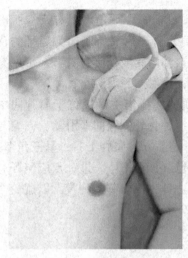

图7-1 超声定位胸大肌

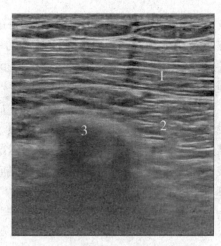

图7-2 超声定位胸大肌超声影像

1：胸大肌；2：胸小肌；3：肋骨

(3) 背阔肌注射技术。将超声探头置于肩胛下角水平,探头方向与脊柱中线垂直(图7-3)。在图7-4中,第一层肌肉是背阔肌,下方为前锯肌。通过被动后伸肩关节,可见背阔肌随运动收缩的影像(图7-4)。剂量为50～200 U,注射点为2～6个。在超声引导下穿刺进针到达靶肌肉,不能刺到胸膜,以避免气胸的发生。

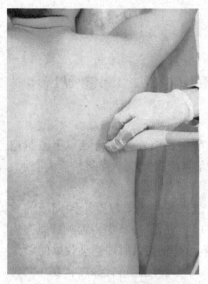

图7-3　超声定位背阔肌

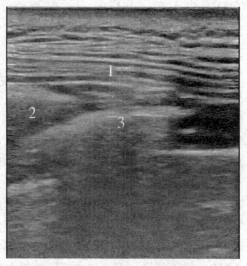

图7-4　超声定位背阔肌超声影像
1:背阔肌;2:前锯肌;3:肋骨

(4) 大圆肌定位与注射技术。将超声探头置于肩胛下角外上方,与肌肉方向垂直(图7-5)。图7-6显示的内侧为肩胛骨,第一层肌肉为扁平的背阔肌,第二层肌肉为大圆肌,其下为小圆肌。被动内旋或外旋肩关节,可见大圆肌收缩影像(图7-6)。剂量为25～100 U,注射点为1～2个。

(5) 肩胛下肌定位与注射技术。肩胛下肌的终板集中区域位于肩胛冈中线略偏外的部位。探头从大圆肌探头位置处沿肩胛骨外侧缘向上滑动,方向与腋后线垂直(图7-7)。图7-8显示的肩胛骨的前方为肩胛下肌,呈三角形。被动内旋或外旋肩关节,可见肩胛下肌收缩影像(图7-8)。进针点应避开肩胛骨上方的旋肩胛动脉,在肩胛骨前方平面外进针,不能刺到胸膜,以避免气胸的发生。剂量为50～100 U,注射点为1～2个。

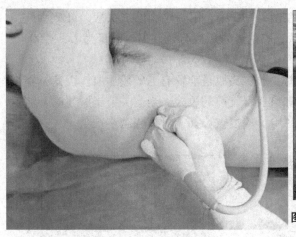

图7-5 超声定位大圆肌

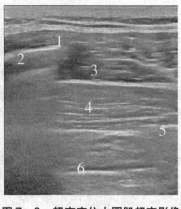

图7-6 超声定位大圆肌超声影像

1：背阔肌；2：肩胛骨；3：大圆肌；
4：小圆肌；5：肋骨；6：胸膜

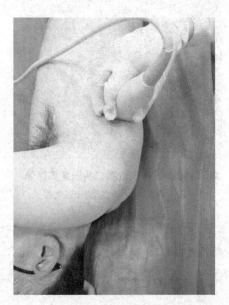

图7-7 超声定位肩胛下肌

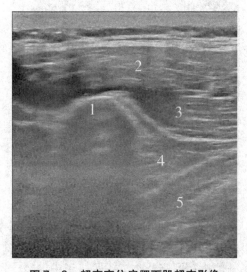

图7-8 超声定位肩胛下肌超声影像

1：肩胛骨；2：背阔肌；3：大圆肌；
4：肩胛下肌；5：前锯肌

2. 屈肘肌群注射

适应证为脑损伤后（脑卒中、脑外伤、脑瘫）上肢肌肉痉挛。肘屈曲是常见的上肢屈曲异常模式，经常注射的肩部肌肉包括肱二头肌、肱肌、肱桡肌。

（1）肱二头肌定位与注射技术。将探头置于上臂中上段正中位置，方向与上臂纵轴垂直（图7-9）。在图7-10中，第一层为肱二头肌，外侧为肱二头肌长头，内侧位肱二头肌短头。在内外侧肌束分别注射。剂量为75～200 U，注射点为2～4个。

当前臂屈曲并处于旋前位时，肱二头肌是前臂有力的旋后肌。因此，在进行肱二头肌注射时应当考虑有加重前臂旋前的风险。当肩关节半脱位时，注射肱二头肌长头有加重半脱位的风险，应慎重选择，可适当减小剂量。

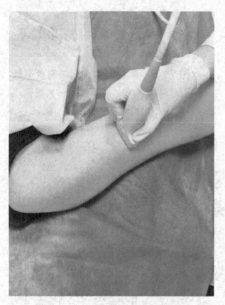

图7-9 超声定位肱二头肌

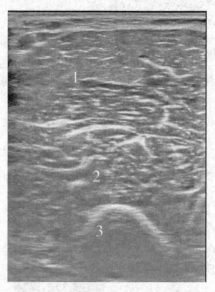

图7-10 超声定位肱二头肌超声影像
1：肱二头肌；2：喙肱肌；3：肱骨

(2) 肱肌定位与注射技术。将探头置于上臂下1/3处，方向与上臂纵轴垂直（图7-11）。图7-12显示的肱骨上方为肱肌。从肱二头肌肌腱及肌腹外侧进针可避开肱二头肌、正中神经、尺神经和血管。剂量为40～150 U，注射点为1～2个。

(3) 肱桡肌定位与注射技术。伸直肘关节，将探头置于前臂上1/3桡侧，方向与前臂纵轴垂直（图7-13）。图7-14显示的第一层肌肉为肱桡肌，其下为旋后肌，再下方为桡骨。剂量为25～100 U，注射点为1～2个。

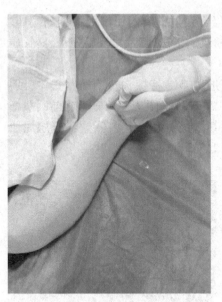

图 7-11 超声定位肱肌

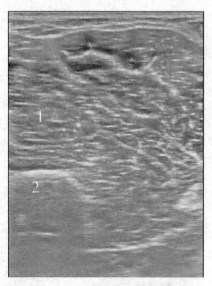

图 7-12 超声定位肱肌超声影像
1：肱肌；2：肱骨

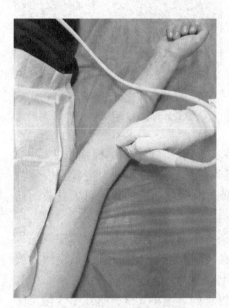

图 7-13 超声定位肱桡肌

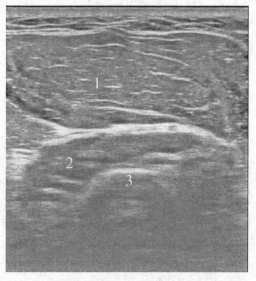

图 7-14 超声定位肱桡肌超声影像
1：肱桡肌；2：旋后肌；3：桡骨

3. 屈腕屈指肌群注射

适应证为脑损伤后（脑卒中、脑外伤、脑瘫）上肢肌肉痉挛，前臂旋前、腕屈曲、手指屈曲、拳紧握等异常模式，经常注射的肩部肌肉包括旋前圆肌、旋前方肌、桡侧腕屈肌、掌长肌、尺侧腕屈肌、指浅屈肌、指深屈肌、拇长屈肌、拇收肌、拇对掌肌、蚓状肌等。

（1）旋前圆肌定位与注射技术。伸直肘关节，将探头置于前臂正中、肘关节下 4 cm 处，方向与前臂纵轴垂直（图 7-15）。图 7-16 显示旋前圆肌横截面，呈椭圆形。前臂被动旋前旋后可见其收缩运动，其内侧为桡侧腕屈肌（图 7-16）。剂量为 25～75 U，注射点为 1～2 个。

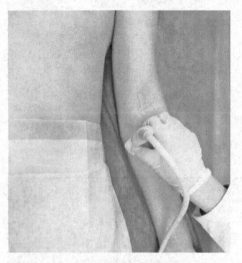

图 7-15　超声定位旋前圆肌

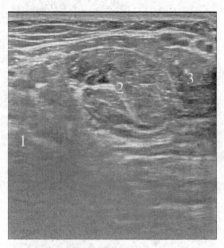

图 7-16　超声定位旋前圆肌超声影像

1：桡骨；2：旋前圆肌；3：桡侧腕屈肌

（2）旋前方肌定位与注射技术。将探头置于前臂下端、腕横纹上 3 cm 处，方向与前臂纵轴垂直（图 7-17）。图 7-18 显示的外侧为桡骨，内侧为尺骨。旋前方肌肌纤维分别连接桡骨和尺骨，前臂被动旋前旋后可见其收缩运动。剂量为 10～50 U，注射点为 1～2 个。

（3）桡侧腕屈肌定位与注射技术。探头置于前臂上中 1/3、前臂中线偏尺侧位置（图 7-19）。图 7-20 显示的第一层肌肉为桡侧腕屈肌，其桡侧为旋前圆肌，尺侧为掌长肌。剂量为 25～100U，注射点为 1～2 个。

（4）掌长肌定位与注射技术。将探头置于前臂上中 1/3、前臂中线偏尺侧位置（图 7-19）。图 7-20 显示的第一层肌肉为桡侧腕屈肌，其桡侧为旋前圆肌，尺侧为掌长肌，掌长肌横截面积较小，呈三角形。剂量为 20～100 U，注射点为 1～2 个。

（5）尺侧腕屈肌定位与注射技术。按查找桡侧腕屈肌时的探头放置水平

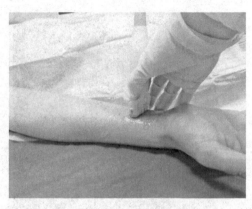

图7-17 超声定位旋前方肌

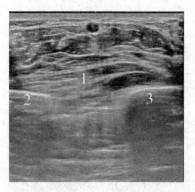

图7-18 超声定位旋前方肌超声影像
1：旋前方肌；2：桡骨；3：尺骨

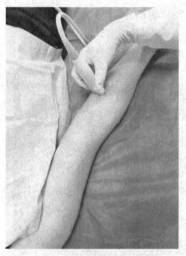

图7-19 超声定位桡侧腕屈肌

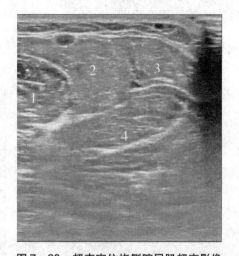

图7-20 超声定位桡侧腕屈肌超声影像
1：旋前圆肌；2：桡侧腕屈肌；3：掌长肌；4：指浅屈肌

及方向，将探头向尺侧平移至前臂尺侧缘（图7-21）。图7-22显示的尺骨上方第一层肌肉为尺侧腕屈肌。剂量为20～100 U，注射点为1～2个。

（6）指浅屈肌定位与注射技术。将探头置于前臂上中1/3、前臂中线偏尺侧位置（图7-23）。图7-24显示的第一层肌肉为掌长肌，横截面较小，其下方为指浅屈肌，横截面较大，下方为指深屈肌，尺侧为尺侧腕屈肌。剂量为20～50 U，注射点为1～2个。

（7）指深屈肌定位与注射技术。将探头置于前臂上中1/3、前臂中线偏尺侧位置（图7-23）。图7-24显示的包绕在尺骨上方的肌肉为指深屈肌，其

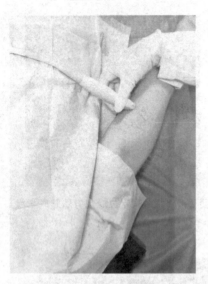

图7-21 超声定位尺侧腕屈肌

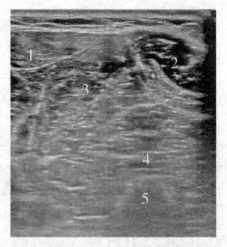

图7-22 超声定位尺侧腕屈肌超声影像
1：掌长肌；2：尺侧腕屈肌；
3：指浅屈肌；4：指深屈肌；5：尺骨

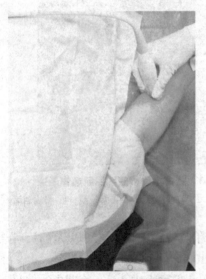

图7-23 超声定位指浅屈肌

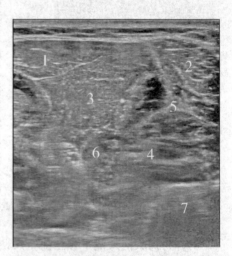

图7-24 超声定位指浅屈肌超声影像
1：掌长肌；2：尺侧腕屈肌；3：指浅屈肌；
4：指深屈肌；5：尺神经；6：尺动脉；7：尺骨

上方为指浅屈肌，尺动脉和尺神经位于指浅屈肌和指深屈肌之间。剂量为20～50 U，注射点为1～2个。

（8）拇长屈肌定位与注射技术。将探头置于前臂中下1/3、前臂中线偏桡侧位置，方向与前臂长轴垂直（图7-25）。图7-26显示拇长屈肌位于桡骨尺侧，屈伸拇指指间关节可见肌肉收缩。剂量为 10～50 U，注射点为 1～2 个。

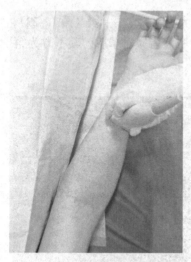

图 7-25 超声定位拇长屈肌

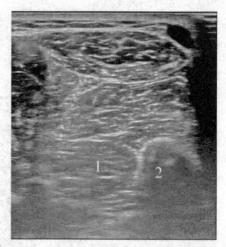

图 7-26 超声定位拇长屈肌超声影像
1：拇长屈肌；2：桡骨

（9）拇短屈肌定位与注射技术。将探头置于大鱼际上方中段（图 7-27）。图 7-28 显示高回声的拇长屈肌腱，其浅层和深层均有拇短屈肌，屈伸拇指掌指关节可见肌肉收缩。剂量为 5～30 U，注射点为 1 个。

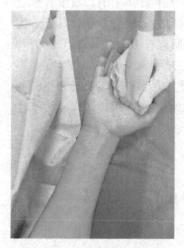

图 7-27 超声定位拇短屈肌

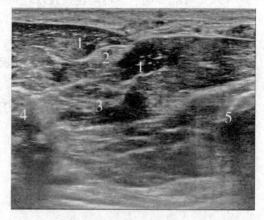

图 7-28 超声定位拇短屈肌超声影像
1：拇短屈肌；2：拇长屈肌腱；3：拇收肌；
4：第一掌骨；5：第二掌骨

(10) 拇收肌定位与注射技术。将探头置于大鱼际上方中段（图7-27）。图7-28显示的拇短屈肌下方为拇收肌，拇指内收可见肌肉收缩。剂量为5～30 U，注射点为1个。

(11) 拇对掌肌定位与注射技术。将探头置于大鱼际上方中上段（图7-29）。图7-30显示的第一层肌肉为拇短展肌，第二层肌肉为拇对掌肌，其下方为第一掌骨。剂量为5～35 U，注射点为1～2个。

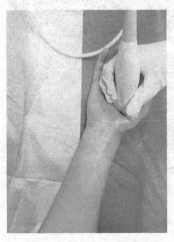

图7-29 超声定位拇对掌肌

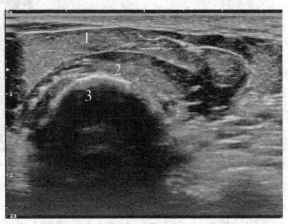

图7-30 超声定位拇对掌肌超声影像
1：拇短展肌；2：拇对掌肌；3：第一掌骨

(12) 骨间背侧肌定位与注射技术。将探头置于手背部正中，与掌骨垂直（图7-31）。图7-32显示的掌骨之间的第一层肌肉为骨间背侧肌，其下方为骨间掌侧肌。剂量为每块肌肉2.5～8.0 U，每块肌肉有1个注射点。

(13) 蚓状肌定位与注射技术。将探头置于手掌正中，与掌骨垂直（图7-33）。图7-34显示的高回声为掌骨，掌骨上方为指浅屈肌腱和指深屈肌腱，指浅屈肌腱桡侧为蚓状肌。剂量为10单位/块肌肉，每块肌肉有1个注射点。

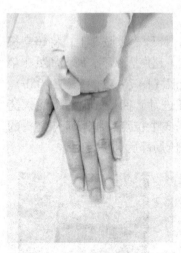
图7-31 超声定位骨间背侧肌

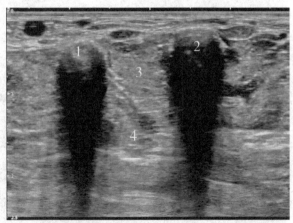
图7-32 超声定位骨间背侧肌超声影像
1：第三掌骨；2：第四掌骨；3：骨间背侧肌；4：骨间掌侧肌

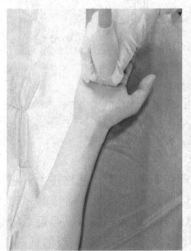
图7-33 超声定位蚓状肌

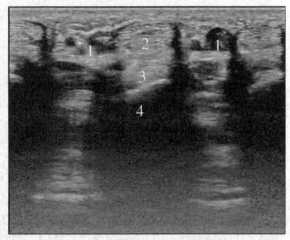
图7-34 超声定位蚓状肌超声影像
1：蚓状肌；2：指浅屈肌腱；3：指深屈肌腱；4：第三掌骨

二、下肢痉挛注射

研究表明，Ⅰ级证据、A级推荐支持A型肉毒毒素注射治疗改善上运动神经元损害所致的下肢痉挛状态。

1. 足下垂内翻肌群注射

足内翻畸形是临床上典型异常表现，非常多见，受累及的肌肉包括腓肠肌、比目鱼肌、胫骨后肌、踇长屈肌、趾长屈肌。

（1）腓肠肌超声定位与注射。患者取侧卧位，伸膝，患肢在上；将超声探头置于小腿上1/3中部，探头方向与小腿纵轴垂直。超声影像下，腓肠肌处于第一层位置，内外侧头由肌间隔分开，下方为比目鱼肌（图7-35a和图7-35b）。常规消毒，在腘窝皱褶线下方隆起的内外侧肌腹进针。回抽无血后，注入药液。腓肠肌内侧头的剂量为100～200 U，有1～3个位点；腓肠肌外侧头的剂量为100～200 U，有1～3个位点。拔针，按压局部后贴上无菌贴。

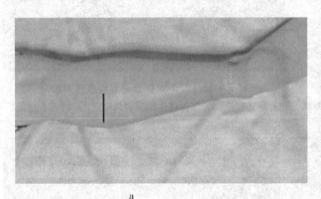 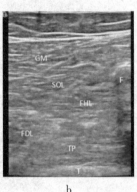

图7-35　小腿后方中上段超声定位与超声影像
GM：腓肠肌；SOL：比目鱼肌；FDL：趾长屈肌；FHL：踇长屈肌；TP：胫骨后肌；
F：腓骨；T：胫骨
a：患者侧卧，探头置于小腿正后方中上段；b：小腿三头肌超声影像

（2）比目鱼肌的超声定位与注射。患者取侧卧位，伸膝，患肢在上。超声探头与小腿长轴垂直。超声影像下第二层肌肉就是比目鱼肌，横截面较宽大。其上方为腓肠肌内外侧头。下方从胫侧到腓侧分别为趾长屈肌、胫后血管神经及踇长屈肌（图7-35a和图7-35b）。常规消毒，在腓肠肌肌腹的远端、跟腱的内前方进针。回抽无血后，注入药液。比目鱼肌的剂量为50～200 U，有1～3个位点。拔针，按压局部后贴上无菌贴。腓肠肌和比目鱼肌横截面都比较宽大，可内外侧对称取点进行注射。

（3）胫骨后肌的超声定位与注射。患者取仰卧位，大腿外旋。将超声探头置于小腿中段正后方，第一层为比目鱼肌；第二层从胫侧到腓侧分别为趾长屈肌、胫后血管神经及踇长屈肌。位于胫腓骨之间的深层肌肉就是胫骨后肌（图7-36a和图7-36b）。常规消毒，在胫骨结节远端、胫骨内侧处进针，斜穿比目鱼肌和趾长屈肌，紧贴于胫骨后方。回抽无血后，注入药液。胫骨后肌的剂量为50～150 U，有2～3个位点。拔针，按压局部后贴上无菌贴

（图7-37）。

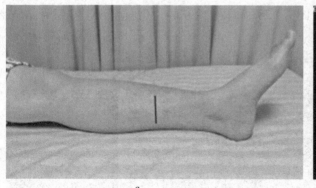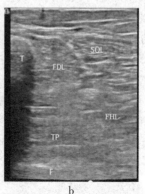

图7-36 小腿内侧下段超声定位与超声影像
SOL：比目鱼肌；FDL：趾长屈肌；FHL：姆长屈肌；
TP：胫骨后肌；F：腓骨；T：胫骨
a：患者侧卧，探头置于小腿正后方中上段；b：小腿三头肌超声影像

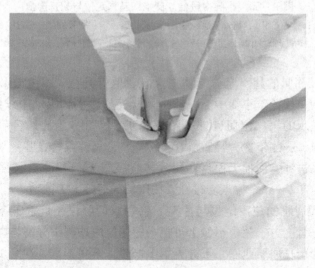

图7-37 超声引导胫骨后肌、姆长屈肌、趾长屈肌注射（短轴）

2. 屈趾肌群注射

趾屈曲为临床上的典型异常表现，单纯的趾屈曲较少见，常合并有足内翻。主要涉及的肌肉是姆长屈肌、趾长屈肌、姆短屈肌、趾短屈肌。

（1）姆长屈肌的超声定位与注射。患者取仰卧位，将超声探头放置于小

腿中下段前外侧，探头沿小腿纵轴中线向腓侧平移。超声影像下显示的第二层肌肉即是踇长屈肌，其上方为比目鱼肌，下方为腓骨，其相邻内侧依次为胫后血管及神经、胫骨后肌（图7-38a和图7-38b）。常规消毒，在跟骨结节上方向胫骨方向斜插进针。回抽无血后，注入药液。踇长屈肌的剂量为25～75 U，有1～2个位点。拔针，按压局部后贴上无菌贴。

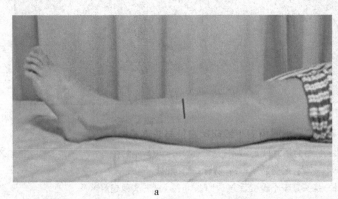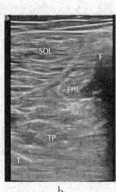

图7-38 小腿中段前外侧横切超声定位与超声影像
T：胫骨；F：腓骨；SOL：比目鱼肌；FHL：踇长屈肌；TP：胫骨后肌；短直线示探头位置
a：患者仰卧，小腿伸直稍内旋，探头置于小腿中段前外侧；b：超声影像

（2）趾长屈肌的超声定位与注射。患者取仰卧位，双腿分开，小腿稍外旋。将超声探头放置于小腿中下段后内侧，探头沿小腿纵轴中线向胫侧平移。超声影像下显示的第二层肌肉即是趾长屈肌，其上方为比目鱼肌，下方为胫骨、胫骨后肌，腓侧依次为胫后血管及神经。常规消毒，在胫骨平台和胫骨内髁的中点水平进针，回抽无血后，注入药液（图7-37）。趾长屈肌的剂量为50～100 U，有2～3个位点。拔针，按压局部后贴上无菌贴。

（3）踇短屈肌的超声定位与注射。患者取仰卧位，足垂于床边。将探头水平放置于籽骨上方，超声影像下可见踇短屈肌内外侧头分别与内外侧籽骨相连，其上方为踇长屈肌肌腱，下方为第1跖骨。常规消毒，在第1跖趾关节近端、踇长屈肌肌腱内侧进针（图7-39a和图7-39b）。回抽无血后，注入药液。踇短屈肌的剂量为20～40 U，有1个位点。拔针，按压局部后贴上无菌贴。

（4）趾短屈肌的超声定位与注射。患者取仰卧位，足垂于床边。将超声探头置于足底正中，超声影像下第一层肌肉即为趾短屈肌。其上方为跖筋膜，胫侧为外展肌，腓侧为小趾展肌，下方为足底骨间肌（图7-39a和图7-39c）。常

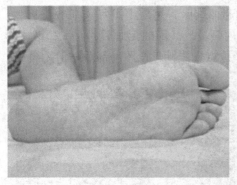
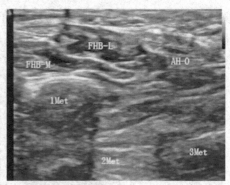
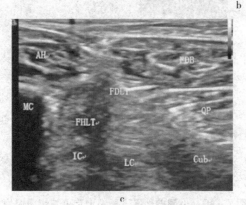

图 7-39 足底肌肉超声定位与超声影像

FHB-L：踇短屈肌外侧头；FHB-M：踇短屈肌内侧头；AH-O：踇收肌斜头；1Met：第一跖骨；
2Met：第二跖骨；3Met：第三跖骨；MC：内侧楔骨；AH：踇展肌；FDB：趾短屈肌；
FHLT：踇长屈肌腱；QP：足底方肌；FDLT：趾长屈肌腱；IC：中间楔骨；LC：外侧楔骨；Cub：骰骨
a：患者仰卧，探头置于足底中部；b：踇短屈肌超声影像；c：趾短屈肌超声影像

规消毒，在跟骨和第 3 跖趾关节连线的中点处进针。触及趾骨时稍退出后，注射药液。趾短屈肌的剂量为 25～50 U，有 1～2 个位点。拔针，按压局部后贴上无菌贴。

3．踇趾背伸肌群注射

踇趾背伸为临床上的典型异常表现，并不鲜见，时间久之，即可将鞋面穿破，影响步行与平衡。主要受累的是踇长伸肌。

踇长伸肌的超声定位与注射操作为：患者取仰卧位。将超声探头水平放置于小腿中段，胫骨稍外侧。在超声影像下，第二层肌肉即为踇长伸肌，其横切面为类三角形。腓侧上部为趾长屈肌，腓侧下部为腓骨，其胫侧为胫骨前肌，紧邻胫骨，胫侧下方为胫前动静脉和深腓神经（图 7-40a 和图 7-40b）。常

规消毒。嘱患者主动伸趾，或快速被动屈曲姆趾，超声下可见该肌收缩影像，于胫前肌肌腱外侧进针，针朝向深部及内侧进入。回抽无血后，注入药液。姆长伸肌的剂量为 50～60 U，有 1～2 个位点。拔针，按压局部后贴上无菌贴。

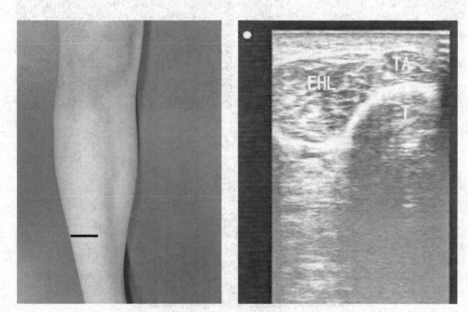

图 7 - 40　小腿前外侧下段超声定位与超声影像
EHL：姆长伸肌；TA：胫骨前肌；T：胫骨
a：患者仰卧，右小腿稍内旋，探头置于小腿外侧下段；b：超声影像

（欧海宁）

参考文献

[1] 万新华，胡兴越，靳令经. 肉毒毒素注射手册 [M]. 北京：人民卫生出版社，2013：46 - 71.

[2] TRUONG D, DRESSLER D, HALLETT M. 肉毒毒素治疗手册 [M]. 李铁山，译. 北京：北京大学医学出版社，2012：52 - 86.

[3] 窦祖林，欧海宁. 痉挛肉毒毒素定位注射技术 [M]，北京：人民卫生出版社，2012：56 - 98.

[4] 夏敏. A 型肉毒毒素局部注射联合仿真力量训练治疗脑卒中足下垂内翻的疗效观察 [J]. 中国卫生标准管理，2016. 7 (21)：99 - 101.

[5] 张安静，路微波，李放. A 型肉毒素治疗趾痉挛背伸畸形的疗效观察 [J/OL]. 足踝外科电子杂志，2017，4 (1)：42 - 44.

[6] DESHPANDE S, JR G M, CAREY J R. Muscle fiber orientation in muscles commonly injected with botulinum toxin: an anatomical pilot study. [J]. Neurotoxicity Research, 2006, 9 (2-3): 115-120.

[7] LIM E C H, ONG B K C, SEET R C S. Botulinum toxin-A injections for spastic toe clawing. [J]. Parkinsonism & Related Disorders, 2006, 12 (1): 43-47.

[8] PARRATTE B, TATU L, VUILLIER F, et al. Intramuscular distribution of nerves in the human triceps surae muscle: anatomical bases for treatment of spastic drop foot with botulinum toxin [J]. Surgical & Radiologic Anatomy Sra, 2002, 24 (2): 91-96.

[9] KENIS V M. Efficacy of botulinum toxin in the treatment of dynamic equinus and equinovarus foot deformities in children with hemiplegic cerebral palsy [J]. Zh Nevrol Psikhiatr Im S S Korsakova, 2012, 112 (7 Pt 2): 29-33.

[10] SON S M, PARK I S, YOO J S. Short-term effect of botulinum toxin a injection on spastic equinovarus foot in cerebral palsy patients: a study using the foot pressure measurement system [J]. Ann Rehabil Med, 2015, 39 (1): 1-9.

第八章 超声引导下针刀松解技术

一、肌筋膜松解技术

（1）适应证。适应证为慢性肌筋膜炎引起的局限性、顽固性疼痛，可对局部触发点进行注射联合针刀松解治疗。

（2）推荐意见。Ⅱ证据、B级推荐支持局部注射联合松解治疗改善慢性肌筋膜炎触发点所致的疼痛和功能障碍。

（3）超声引导下肌筋膜针刀松解技术。患者取俯卧位，根据肌筋膜炎部位和患者体型可采用高频（10～15 MHz）或低频（5～10 MHz）探头。先触诊定位肌筋膜炎触发点位置并用记号笔标记，常规消毒皮肤和探头；按肌肉纤维走行将超声探头置于触发点上。在声像图中，由浅至深分别为皮肤及皮下组织、筋膜和肌肉，也可清晰显示触发点局部增厚的浅层筋膜。慢性筋膜炎的超声表现为：痛侧浅层筋膜致密结缔组织层较健侧增厚，局部回声增强。采用平面内成像方式，用细针平行于探头长轴刺入，穿刺过程调整探头角度、仔细观察针体、针道及针尖位置，至靶点处可注入1%利多卡因注射液2～4 mL。注药时，通过实时超声观察可见药液在筋膜层弥散。稍等数分钟局麻药起效后，采用平面内成像方式、针刀对局部增厚的筋膜进行松解（图8-1和图8-2）。

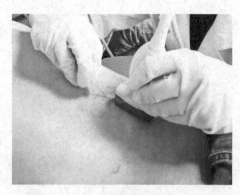

图8-1 超声引导肌筋膜炎针刀松解

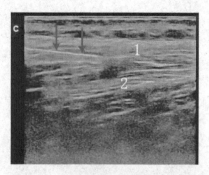

图8-2 肌筋膜炎针刀松解超声影像
1：浅层筋膜；2：中层筋膜；箭头示针道

松解后，注入 1 mL 得宝松注射液和 1 mL 生理盐水。常规消毒和贴无菌敷贴。松解后，局部可冰敷 5～10 min；嘱患者当天避免局部伤口沾水。治疗后，嘱患者减少重体力活动数天。急性疼痛缓解后，开始肌肉牵伸和腰背肌功能锻炼。可根据患者情况每 1～2 周后重复治疗 1 次。

二、狭窄性腱鞘炎松解技术

（1）适应证。适应证为手指屈肌腱鞘炎并疼痛及手指在屈伸时有"扳机"感。

（2）推荐意见。Ⅱ证据、C 级推荐支持局部注射联合松解治疗改善手指屈肌腱鞘炎所致的疼痛和功能障碍。

（3）超声引导手指狭窄性腱鞘炎针刀松解技术。患者取舒适体位，掌心朝上置于治疗床，采用高频（10～15 MHz）探头。先触诊定位手指屈肌腱鞘炎痛点位置并用记号笔标记，常规消毒皮肤和探头。探头与手指长轴平行，置于病变手指和掌指关节上，声像图中由浅至深分别为皮肤及皮下组织、指屈肌腱、指骨、掌骨。缓慢移动探头，在掌指关节上方、指屈肌腱表面的低回声薄条带为 A_1 滑车。微调探头，消除各向异性伪影，进一步确定滑车位置，即为注射和针刀松解的靶点。采用平面内成像方式，用细针平行于探头长轴刺入，穿刺过程调整探头角度、进针深度等，使针尖位于 A_1 滑车，注入 1% 利多卡因注射液 2 mL。注药时实时超声观察可见药液在 A_1 滑车和远端腱鞘内弥散。稍等数分钟局麻药起效后，采用平面内成像方式、针刀对局部增厚的 A_1 滑车进行松解（图 8-3 和图 8-4）。松解后，注入得宝松注射液 1 mL。常规消毒和贴无菌敷贴。松解后局部可冰敷 5～10 min，嘱患者当天避免局部伤口沾水。治疗后，嘱患者减少手指活动数天，急性疼痛缓解后开始手指屈肌肌腱自我牵伸练习。

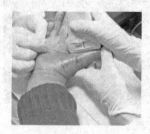

图 8-3 超声引导下手指屈肌腱鞘炎针刀松解

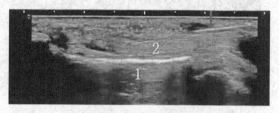

图 8-4 手指屈肌腱鞘炎针刀松解超声影像
1：指骨；2：指屈肌腱；箭头示针道

三、腕管综合征松解技术

（1）适应证。适应证为腕管综合征经保守治疗效果欠佳者。

（2）推荐意见。Ⅱ证据、C级推荐支持局部注射联合松解治疗改善腕管综合征所致的麻木和功能障碍。

（3）超声引导腕管综合征针刀松解技术。患者取舒适体位，掌心朝上置于治疗床，采用高频（10～15 MHz）探头。常规消毒皮肤和探头。将探头平行置于腕部掌横纹上，超声下可清晰显示皮肤及皮下组织，其深层高回声薄层为腕横韧带。嘱患者主动屈伸拇指，可见主动活动的拇长屈肌腱，其尺侧、上方的筛网样结构是正中神经。也可将探头沿前臂向近端滑动，追踪正中神经的走行，进一步确定其在腕管内位置。腕管内还可见指浅屈肌腱和指深屈肌腱，嘱患者分别做屈伸掌指关节、近端和远端指间关节的主动活动，声像图中可实时观察肌腱的相应活动。将探头分别稍向桡侧、尺侧移动，应用彩色多普勒，即可见桡动脉、尺动脉搏动（图8-5）。微调探头，清晰显示腕横韧带和正中神经，选择正中神经旁（桡侧或尺侧）为进针点，采用平面外成像方式，进针过程调整探头角度、进针深度等，使针尖位于腕管内，缓慢注入1%利多卡因注射液3～4 mL，注药时实时超声观察可见药液在腕管内弥散。稍等数分钟局麻药起效后，采用平面内成像方式，根据施术者经验，可采用正中神经桡侧、尺侧旁或正中神经正上方为针刀进针点，应用针刀对局部增厚的腕横韧带进行

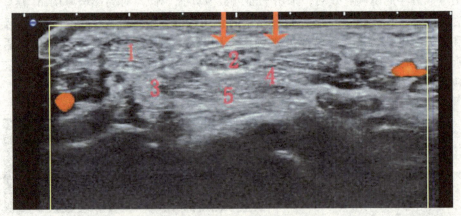

图8-5　腕管综合征针刀松解超声影像

1：桡侧腕屈肌腱；2：正中神经；3：拇长屈肌腱；4：指浅屈肌腱；5：指深屈肌腱；
6：红色箭头示腕横韧带；彩色多普勒分别显示桡动脉、尺动脉

松解（图8-6和图8-7）。松解后，在腕管内注入1 mL得宝松注射液和1 mL生理盐水。常规消毒和贴无菌敷贴。松解后，局部可冰敷5 min；嘱患者当天避免伤口局部沾水。治疗后，嘱患者减少提重物数天。急性疼痛缓解后，开始腕部肌腱自我牵伸练习。

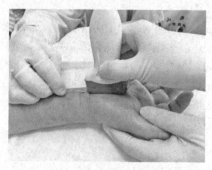

图8-6 超声引导腕管综合征针刀松解

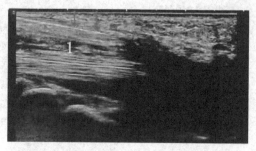

图8-7 腕管综合征针刀松解超声影像
1：正中神经；箭头示针道

（马 超）

参考文献

[1] MA C, WU S, LI G, et al. Comparison of miniscalpel-needle release, acupuncture needling, and stretching exercise to trigger point in myofascial pain syndrome [J]. Clin J Pain, 2010, 26 (3): 251-257.

[2] KUMBHARE D, SINGH D, RATHBONE H A, et al. Ultrasound-guided interventional procedures: myofascial trigger points with structured literature review [J]. Reg Anesth Pain Med, 2017, 42 (3): 407-412.

[3] MULLER C E, ARANHA M F, GAVIAO M B. Two-dimensional ultrasound and ultrasound elastography imaging of trigger points in women with myofascial pain syndrome treated by acupuncture and electroacupuncture: a double-blinded randomized controlled pilot study [J]. Ultrason Imaging, 2015, 37 (2): 152-167.

[4] CHAO M, WU S, YAN T. The effect of miniscalpel-needle versus steroid injection for trigger thumb release [J]. J Hand Surg Eur Vol, 2009, 34 (4): 522-525.

[5] LAPEGUE F, ANDRE A, MEYRIGNAC O, et al. US-guided percutaneous release of the trigger finger by using a 21-gauge needle: a prospective study of 60 cases [J]. Radiology, 2016, 280 (2): 493-499.

[6] XIE P, ZHANG Q H, ZHENG G Z, et al. Stenosing tenosynovitis: evaluation of percutaneous release with a specially designed needle vs. open surgery [J]. Orthopade, 2019, 48 (3): 202-206.

[7] DIAB R A. Percutaneous release of trigger finger [J]. J Orthop Surg (Hong Kong), 2015, 23 (2): 241-242.

[8] ZHANG S, WANG F, KE S, et al. The Effectiveness of ultrasound-guided steroid injection combined with miniscalpel-needle release in the treatment of carpal tunnel syndrome vs. steroid injection alone: a randomized controlled study [J]. Biomed Res Int, 2019, 2019: 9498656.

[9] GUO X Y, XIONG M X, ZHAO Y, et al. Comparison of the clinical effectiveness of ultrasound-guided corticosteroid injection with and without needle release of the transverse carpal ligament in carpal tunnel syndrome [J]. Eur Neurol, 2017, 78 (1-2): 33-40.

[10] GUO X Y, XIONG M X, LU M, et al. Ultrasound-guided needle release of the transverse carpal ligament with and without corticosteroid injection for the treatment of carpal tunnel syndrome [J]. J Orthop Surg Res, 2018, 13 (1): 69.